LES CURIOSITÉS
DE LA
MÉDECINE

* * * *

LE SIXIÈME SENS

(Sens génésique)

DU MÊME AUTEUR

OUVRAGES HISTORIQUES

Les Indiscrétions de l'Histoire. — Six volumes ; chaque volume. **12 fr.**
Mœurs intimes du Passé. — Huit volumes ; chaque volume...... **12 fr.**
Les Morts mystérieuses de l'Histoire. — Deux volumes ; chaque volume .... **12 fr.**
Légendes et Curiosités de l'Histoire. — Cinq vol. ; chaque vol.. **12 fr.**
Fous couronnés. — Un volume............................... **12 fr.**
Balzac ignoré. — Un volume................................ **12 fr.**
Marat inconnu. — Un volume................................ **12 fr.**
La Belle-Sœur du Grand Roi : La Princesse Palatine........... **12 fr.**
La Névrose révolutionnaire (en collaboration avec L. Nass). — Nouvelle édition ; deux volumes.............................. **24 fr.**
Le Cabinet secret de l'Histoire. — Quatre volumes in-16 jésus, illustrés, brochés .... **48 fr.**
L'Enfer de l'Histoire... **12 fr.**
Chirurgiens et Blessés à travers l'Histoire, des Origines à la Croix-Rouge... **50 fr.**
Souvenirs d'un Académicien sur la Révolution, le Premier Empire et la Restauration. — *Introduction et Notes* du Dr Cabanès, *suivies de la Correspondance* de Ch. Brifaut. — Deux volumes illustrés, brochés...................................... **30 fr.**
L'Histoire éclairée par la Clinique............................. **10 fr.**
La Princesse de Lamballe intime, d'après les confidences de son médecin. — Un volume in-8, avec 132 illustrations.............. **15 fr.**
Au Chevet de l'Empereur. — Un volume in-8, illustré.......... **15 fr.**
Dans l'Intimité de l'Empereur. — Un volume in-8, illustré....... **15 fr.**
Folie d'Empereur. — Un volume in-16, illustré................... **12 fr.**

OUVRAGES D'HISTOIRE MÉDICALE

Remèdes d'Autrefois, 2ᵉ série (la 1ʳᵉ est épuisée).
Remèdes de bonne femme *(nouvelle édition en préparation)*.
L'Esprit d'Esculape (en collaboration avec le Dr Witkowski)..... **12 fr.**
Joyeux Propos d'Esculape..................................... **12 fr.**
Les Curiosités du corps humain............................... **12 fr.**
Les Cinq Sens.. **12 fr.**
Les Fonctions de la Vie.. **12 fr.**

OUVRAGES ÉPUISÉS

Poisons et Sortilèges, 2 séries.
Napoléon, jugé par un Anglais.
Les Goutteux célèbres.
La Salle de Garde.

MONOGRAPHIES DIVERSES

Poitrinaires et grandes Amoureuses, deux fascicules parus.
La Médecine en caricature, trois fascicules parus.
Petites Misères, Grandes Maladies.
Le Costume du Médecin (ouvrage complet en trois fascicules).
La Goutte et l'Humour.

Ces cinq derniers opuscules ne sont pas dans le commerce.

LES CURIOSITÉS DE LA MÉDECINE

* * * *

Docteur CABANÈS

LE SIXIÈME SENS

(SENS GÉNÉSIQUE)

Organes de la génération. — Fonction sexuelle.
Aberrations génitales.
Curiosités relatives aux Seins.

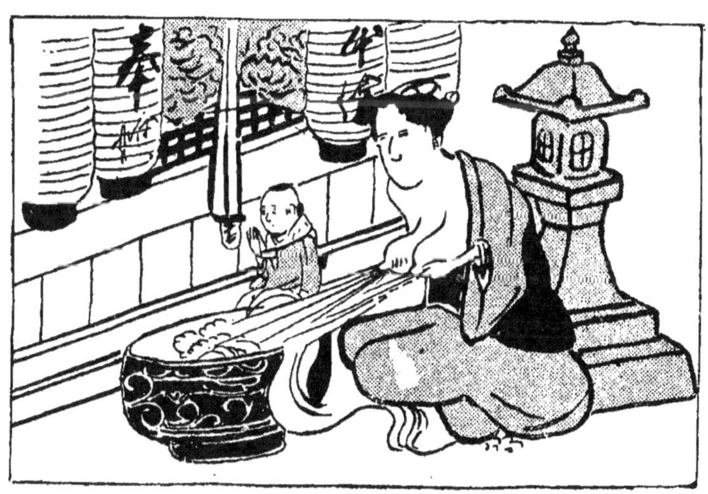

PARIS
LIBRAIRIE E. LE FRANÇOIS
91, BOULEVARD SAINT-GERMAIN, 91

1927

* * * *

LE SIXIÈME SENS

(SENS GÉNÉSIQUE)

Appareil de la génération.

A. — CHEZ L'HOMME.

D'où vient l'expression de « parties honteuses »?

On lit dans Dionis, *Démonstrations anatomiques* :

« SAINT-AUGUSTIN dit qu'on appelle les parties de l'homme destinées à la génération, « parties honteuses », parce que elles font voir sa honte, en ce que, commandant à toutes les autres, il ne peut pas se faire obéir par celles-là. »

Joignons-y la définition de l'auteur du *Moyen de parvenir*, d'après BRISSAUD[1] :

« Ces parties là sont *secrètes*, nobles.... comme l'or que l'on cache; il est vrai qu'elles peuvent devenir *honteuses* et le sont quand il leur survient une belle petite écrevisse de mer (c'est-à-dire un chancre), ou que... etc... »

Arrêtons là nos citations.

1. *Hist. des expressions populaires en médecine.*

Le phallus, préservatif contre le mauvais œil.

« La vue des organes génitaux, nous faisait observer un jour notre confrère F. Regnault, ne choquait nullement les anciens. Non qu'ils fussent plus dissolus que nous, mais cette vue n'éveillait en eux aucune idée lascive. Notre siècle, plus pudibond, a vissé des feuilles de vigne sur les statues antiques : les musées italiens en ont fait notamment une grande consommation.

« Une superstition fort répandue éloigna toute idée lascive de la reproduction des organes génitaux.

« C'était un préservatif contre le mauvais œil et la sorcellerie. Un phallus en corail, ou en or, ou en métal précieux, servait d'amulette; on le mettait au cou des enfants. Les Napolitains ont encore cette superstition; ils prisent fort de tels bijoux, et même, pour se garantir des jettatores, ils font le geste de la *fica* [1], le pouce sortant légèrement entre le deuxième et le troisième doigts repliés, symbole des organes génitaux féminins.

« Les Romains allaient plus loin encore : ils mettaient partout des phallus à l'entrée de leurs maisons, parfois au croisé des routes. Le phallus servait de motif ornemental; on en faisait des lampes, des clochettes, etc. »

Rappelons, en passant, et dans ce même ordre d'idées, que l'on conservait, à la cathédrale d'Anvers, dans un précieux reliquaire, un étrange fétiche chrétien, emprunté à l'attribut de Priape, c'est-à-dire

---

1. *Mélusine*, t. VIII, 103.

le *Saint Prépuce*, qui fut détruit, au xvie siècle, par les iconoclastes.

Epreuves imposées aux néophytes, en Australie et ailleurs.

Chez les Australiens misérables, après une claustration de plusieurs mois, le jeune homme est conduit devant les anciens du pays. Sa tête est épilée et, pour marquer d'une manière enfantine sa virilité, d'énormes paquets de feuillage ornent le pubis et les aisselles; on coupe le prépuce, et l'anneau de peau, ainsi sectionné avec un silex, est passé comme une bague au doigt du patient. Le néophyte reçoit alors un nom et une arme. S'il a mal supporté les épreuves, il est honteusement renvoyé, sans armes et sans nom, avec les femmes.

Des cérémonies analogues ont lieu au Rio-Nunez et chez les Massaï. Le patient, couvert d'un vêtement spécial, est gardé à vue, tant que la cicatrisation n'a pas eu lieu; la place est lavée avec du savon et de l'huile de pourghar, retirée du *Jatropa Curcas*.

De FLACOURT nous a laissé le récit de cérémonies du même genre, dont il fut témoin au xviie siècle, à Madagascar : le prêtre coupait le prépuce avec ses ongles; puis, le parrain de l'enfant devait avaler ce prépuce, plongé, au préalable, dans un jaune d'œuf, pratique qui nous fait sourire, mais dans laquelle les fidèles voyaient l'étroite communion du parrain et du filleul; en même temps, un coq était tué et on arrosait la plaie avec le sang de cet emblème de la virilité[1].

La Circoncision chez les Turcs.

D'après une communication du Dr RIZA à la *Société de Médecine de Constantinople*, ce n'est pas seulement dans un but de propreté que l'islamisme impose la circoncision à ses adeptes, mais dans un but de tempérance génitale. Les « imans » estiment, en effet, que l'excès de volupté met l'homme au rang des animaux, si bien que tout bon Mulsuman doit, dans l'intérêt des mœurs, se faire exciser la moitié du prépuce.

Les conséquences de cette excision sont que la muqueuse du gland, désormais exposée aux influences et aux irritations extérieures, change de caractère histologique : elle s'épaissit, acquiert un état plus ou moins épidermique ; les corpuscules nerveux qu'elle renferme s'hypertrophient : toutes modifications qui émoussent la sensibilité de l'organe et diminuent le sens génésique.

L'opération est, d'ordinaire, pratiquée par les barbiers, qui exercent en même temps la chirurgie et la dentisterie. Ils la pratiquent le plus souvent à l'aide d'un rasoir, puis appliquent sur la plaie les pansements les plus variés : carbonate de fer, sang-dragon, rognures de maroquin, etc. Autrefois, les barbiers de Constantinople employaient, pour ce pansement, les rognures des tuyaux de narguilé ; et, en Asie Mineure, on plongeait la verge circoncise dans un sac rempli de poudre de bois pourri.

1. Dr BORDIER, *Mutilations ethniques*, 15-16.

Nombreux sont les accidents provoqués par ces méthodes empiriques : outre l'inoculation possible de la syphilis ou de la tuberculose, on a maintes fois signalé la lymphangite du prépuce, laquelle peut être le point de départ d'une balanite, d'un phlegmon du fourreau, d'un œdème de la verge, etc.

La Prépuçophagie.

« Il existe, écrit le Dr Marcel BAUDOUIN dans la *Chronique médicale,* une coutume des plus bizarres que, par analogie avec la *placentophagie,* bien connue, mais d'essence toute différente (certains animaux dévorent leur placenta), on peut appeler la *Prépuço-phagie.* C'est, évidemment, une habitude qui est liée à la *circoncision* ethnique, opération qui ne serait, d'après notre confrère et ami, qu'une manifestation rituelle, en rapport avec le Dieu-Soleil de la Pierre polie et du Bronze, dit *fécondant.*

La prépuçophagie consiste dans ce fait, qu'un parent de l'enfant opéré, l'*Oncle maternel*, à Madagascar, reçoit de l'opérateur le prépuce et l'avale avec le jaune et le blanc d'un œuf de poule, « qu'il tient exprès dans sa main. »

Le sang d'un coq sert à faire le pansement de l'opéré. Le rôle de l'œuf[1] est, certainement, en rapport avec la fécondation, de même que celui du coq. Il semble bien que ce fait explique, d'autre part, certaines aberrations mentales de quelques hystériques célèbres, même dans le monde religieux (Agnès Blamsbekin, XIIIe siècle[2]).

---

1. Parfois, l'œuf est remplacé par une banane (Phallus?).
2. Dr WITRY, Mysticisme et érotisme (*Rev. de l'Hypnotisme*);

Pourquoi, à Madagascar, est-ce l'oncle et non le père qui avale le prépuce ? Cela tient à ce que, dans ce pays, a subsisté longtemps la Famille maternelle, c'est-à-dire la filiation par les femmes, le mari ne jouant qu'un rôle de... prince consort, c'est-à-dire de metteur en train... de la grossesse. »

La *Prépuçophagie*, cette bizarre coutume sur laquelle le Dr Marcel BAUDOUIN appelait l'attention des lecteurs de la *Chronique médicale*, dans le numéro du 1er juin 1917 (page 181), ne s'observe pas seulement à Madagascar. Si nous en croyons Myriam HARRY, le prestigieux écrivain de l'Afrique du Nord, cette coutume se pratiquerait aussi chez les Arabes, en Tunisie. Un des chapitres les plus intéressants de son livre, *Tunis la Blanche*, est consacré à « une circoncision musulmane », dont notre femme-auteur fut témoin.

Après avoir décrit, dans un style d'une couleur tout orientale, l'opération pratiquée sur deux jeunes victimes[1], par un barbier, assisté de sages-femmes, l'au-

---

Paris, cf. p. 309. Voici le texte : « Agnès y sentit (sur sa langue) une petite pellicule (petite peau), comme la pellicule d'un œuf et avala cette pellicule. »

1. Nous ne résistons pas au plaisir de reproduire la scène telle que l'a' décrite l'auteur de l'ouvrage précité ; c'est à la fois un tableau de mœurs et... un document réaliste.

« D'un geste brutal, le père enlève l'enfant à bras-le-corps et le plante sur un tabouret, en face de l'opérateur. Celui-ci tire un mince rasoir, qu'il avait piqué derrière l'oreille comme un crayon. ... L'éclair d'une lame, un hurlement, un fracas de poterie cassée, une bouche tordue, un petit corps convulsionné, recouché sur le divan, puis sans doute encore des sanglots et des gémissements, mais qu'on n'entend pas, car dehors, dans le patio, on psalmodie avec fureur, on psalmodie avec rage, et là-haut le troupeau des emmurées remplit le ciel et la terre de ses farouches exclamations.

« Pauvre petit circoncis ! Comme devant un roi, le nègre brûle de la myrrhe et du nard. Les négresses brandissent les cierges à

teur nous apprend qu'avant le festin qui doit terminer
le sacrifice, la doyenne des sages-femmes paraît.

« Celle-ci arrive, et son entrée est saluée par des youyou-
tements. Que tient-elle donc religieusement dans le creux de
sa main? Je ne distingue pas, remarque Myriam Harry.

« On lui apporte un réchaud. Elle prend la pincette à braise,
pose délicatement dessus les riens mystérieux, les passe sur
le feu, puis les présente avec force révérences et compliments aux deux mères heureuses.

« Une légère odeur de grillade s'épand dans la pièce. Et
chaque mère, mettant un dinard d'or dans la paume de
l'ogresse, *avale avec avidité cette singulière offrande*, cet holo-
causte islamique, tandis que, de nouveau, les gosiers de
crapauds vibrent et que les langues de serpents s'agitent. »

Et, ajoute l'auteur, comme j'exprime ma surprise à
Maïmouna, ma logeuse, celle-ci me répond :

« Que veux-tu! c'est un usage parmi nous et une preuve
d'amour envers nos enfants mâles. Seules, les sauvagesses et
les marâtres n'en font pas autant[1]. »

Le Dr JACQUIN, de Bourg, ayant demandé, dans la
Chronique, si cet usage était spécial aux Musulmans,
si c'est un rite coranique, et à quel concept religieux

cinq branches, entourés de papier doré. On lui a collé une pièce
de vingt francs sur le front; mais son corps blessé est écartelé,
on lui tient mains et pieds — ses pieds toujours chaussés — et
tandis que des ruisseaux de larmes coulent sur sa veste de velours,
la vieille sorcière, avec son bonnet de magicienne, est tombée à
genoux, et se servant de sa bouche édentée comme d'un vaporisa-
teur, elle lance sur la plaie sanglante des jets de vinaigre salé en
guise d'antiseptique.

« Et quand enfin il s'est endormi, vaincu par la douleur, étourdi
par les résines odorantes, on amène l'autre héros et le sacrifice
recommence. » *Op. cit.*, 244-6.

1. *Tunis la Blanche*, par MYRIAM HARRY, 24 et suivantes.

il correspond, le Dr NAZARE-AGA, de Paris, lui répondait :

« Cet usage n'existe pas chez les Musulmans ; la prépuçophagie ne peut être considérée que comme « un remède de bonne femme. »

« La circoncision elle-même n'est pas un rite coranique[1]. Le Coran se contente simplement de la recommander, et cela, dans un but hygiénique. »

Jésus-Christ est-il ressuscité avec son prépuce ?

« Jacques de VORAGINE croit que le fils de Dieu ressuscita avec son prépuce, et SUARÈS affirme que Notre-Seigneur a présentement son prépuce dans le ciel, parce qu'il est ressuscité avec un corps parfait. Il est donc vrai de dire que JÉSUS-CHRIST, ressuscitant, reprit le prépuce qui avait été coupé le jour de sa circoncision. Or, s'il l'a repris, comment peut-il être aujourd'hui sur la terre, puisque l'Ecriture n'en dit rien ? » J. B. THIERS, t. II, p. 416 ; cf. Alf. FRANKLIN. *La Vie privée d'autrefois*, Variétés parisiennes, 190-191, note.

---

1. « Bien que cette amputation ne soit décrite nulle part dans le Coran, écrit le Dr Paramananda Mariadassou (*Mœurs médicales de l'Inde*, 41), sans doute pour ne pas faire avouer à Allah une légère imprévoyance, commise par lui en façonnant le corps de l'homme, elle est considérée comme aussi indispensable à un musulman que le triple cordon à un brahme. Pratiquée par des spécialistes, la technique opératoire en est fort simple : elle consiste en un coup de ciseaux entre deux *aïats*, ou versets du Coran. Le moignon est ensuite recouvert d'une pâte faite généralement de bétel et de cachou. Les cris de l'enfant, toujours trop jeune pour une semblable opération, sont étouffés par un bruyant tam-tam, et sa douleur consolée par une friandise[a]. »

a) O. HOUDAS, *L'Islamisme.*

La Décirconcision.

Les Juifs étaient nombreux à Rome, même avant l'ère chrétienne : sous Tibère, il y en avait déjà vingt mille.

Bientôt, on les soumit à des taxes énormes et à la visite, afin de s'assurer de leur circoncision. C'est alors que, pour cacher leur origine et échapper à cet impôt ethnique, si j'ose m'exprimer ainsi, ils réclamèrent l'assistance des chirurgiens, qui, avec un réel talent, paraît-il, procédaient à la restauration du revêtement balanique, c'est-à-dire à une véritable *posthoplastie*[1].

***

La nudité n'offusquait pas les anciens. A Rome, on paraissait nu aux bains publics, comme aujourd'hui encore au Japon, et dans les arènes, pour les luttes ou les courses. On conçoit donc que les circoncis aient cherché à faire disparaître les traces de leur mutilation, pour éviter d'être considérés comme Juifs et, par suite, frappés de la taxe édictée contre eux par l'empereur TIBÈRE.

Avoir « le gland nu » était alors synonyme de Juif. *Præputium præciditur Judæis unde dicti Apellœ*, nous dit RIOLAN (*Encheirid. Anat.*, lib. II, 159).

Plus près de nous, VOLTAIRE appelait encore les Juifs « déprépucés ». Il n'est pas étonnant que, dès l'antiquité, ils se soient évertués à trouver des méthodes destinées à simuler plus ou moins un prépuce.

1. *Chr. méd.*, 15 février 1906.

CELSE consacre, dans ses OEuvres, un assez long chapitre à ce sujet, intitulé : *Ad tengendam glandem collis, si nuda est* (lib. VII, cap. XXV). Il cite, à cette occasion, Paul D'EGINE (VI), AETIUS (*Tetrabil.*, IV), et Fabrice D'ACQUAPENDENTE (*Oper. chir.*, I, CLXI).

AMBROISE PARÉ, dans son dix-septième livre (1575), consacre le chapitre XXXI à cette question : « La manière d'habiller le prépuce trop court, et des retaillez ». Il nous apprend que ceux qui subissaient cette opération étaient « appelez des Latins *Recutiti* et des François *Retaillez* » : ce qui indique bien que l'opération se pratiquait en France à son époque. La technique opératoire est la même. Il conseillait, en outre, de « laisser une petite cannulle au conduit de la verge, afin que le malade puisse uriner à sa volonté. »

Plus tard, DIONIS (1714), dans son *Cours d'opérations de chirurgie, démontrées au Jardin Royal*, parle de l'opération en ces termes :

« Il y en a trois autres (opérations), qu'on doit rejetter comme inutiles, ce sont celles du *Recutiti*, de la circoncision et du bouclement, dont je vous parleray qu'autant qu'il faut que vous en sçachiez pour être les premiers à les condamner. »

Ce qui nous montre que la décirconcision se pratiquait encore à cette époque. Décrivant la technique, — toujours la même, — Dionis signale une indication non encore mentionnée :

« Les anciens faisoient cette opération à ceux qui, ayant le gland toujours découvert, se sentoient incommodez par le frottement continuel de la chemise, et qui vouloient à quelque prix que ce fût l'avoir recouvert. »

Le Dr Lemaire (de Dunkerque), à qui nous devons les indications qui précèdent, n'a pas trouvé trace, dans les auteurs récents, d'une telle intervention. Elle semble tombée dans l'oubli. Actuellement, on fait beaucoup, — beaucoup trop même, — de circoncisions pour de simples phimosis. Les raisons qui poussaient les anciens à cacher les marques évidentes de l'opération rituelle n'existent plus. C'est ce qui nous explique que, malgré l'avènement de l'asepsie et de l'antisepsie, on ne pratique plus aujourd'hui la décirconcision, rendue cependant beaucoup plus facile et moins dangereuse avec nos méthodes modernes.

L'Infibulation masculine.

Une statuette antique, en bronze, représentant un musicien chanteur, nous montre comment les Romains pratiquaient *l'infibulation*. Cette opération, dont les poètes parlent si souvent, consistait à passer un anneau dans le prépuce : cette chasteté forcée permettait aux chanteurs de conserver leur voix[1].

Une pratique moins douloureuse était le *kynodesme*, usité surtout chez les lutteurs.

On liait le prépuce en avant du gland, au moyen d'un cordon, ou on le relevait contre la paroi abdominale : le tout était maintenu au moyen d'une ceinture abdominale.

Fait curieux, ce moyen de protection existe encore de nos jours en certains pays ; des voyageurs l'auraient observé au Brésil[2].

---

1. Hovorka. *Mittheilung der anthrop. Gesellschaft in Wien*, 1894, tome XXIV, 131.
2. F. Regnault, in *Correspondant médical*.

Mutilations péniennes.

Au Pégu, les hommes portent volontiers des pierres précieuses ou des morceaux d'or, encastrés sous la peau de la verge; d'autres, des anneaux suffisamment larges. Au Mexique, la débauche épuisée a recours à la morsure de certains insectes : *Faciunt intumèscere mordicatione quorumdam animalium venenosorum et, hujus rei causa, multi eorum amittunt inguina, quoe illis, ob defectum cure, flacescunt et multi eorum restant eunuchi.*

Les Australiens pratiquent sur la verge une étrange mutilation, connue sous le nom de *mika-opération*, et qui consiste à fendre le canal de l'urètre, de telle sorte que l'écoulement de l'urine soit latéral; le même chemin, suivi par le liquide spermatique, a pour conséquence l'absence certaine de fécondation : c'est ce que recherchent ces primitifs Malthusiens[1].

*****

Dans sa séance du 5 janvier 1888, la Société d'Anthropologie entendait la communication suivante du Dr Letourneau :

« Quiconque s'occupe d'ethnographie connaît la sauvage coutume qu'ont les Abyssins de phallotomiser l'ennemi vaincu, et de suspendre, après préparation convenable, le pénis, ainsi conquis, au linteau de leur porte.

« Chez les grands, ces ornements glorieux sont rangés par files de cinquante à soixante, et les femmes, trouvères et courtisanes, qui embellissent et égayent la cour des princes, ne manquent pas de mentionner ces trophées dans leurs improvisations lyriques en l'honneur du maître. Enfin, les femmes

---

1. D. Bordier, *Mutilations ethniques*, 16-17.

des guerriers abyssins méprisent leurs maris, quand ceux-ci
ne leur rapportent pas de ces glorieuses dépouilles. Or, une
phrase d'un hymne de TYRTÉE, phrase qui a beaucoup tour-
menté les traducteurs et les commentateurs, semble indiquer
l'existence de la même coutume chez les Spartiates.

Je cite, en traduisant : « Il est honteux de voir le cadavre
d'un vieillard gisant au premier rang, en avant des jeunes
gens. Le chef déjà chenu, le menton blanchi, il exhale dans
la poussière son âme vaillante, en cachant avec ses mains
protectrices ses parties honteuses ensanglantées..... Spectacle hideux et honteux, que ce corps nu. Mais aux jeunes
gens tout cela convient » (*Chants de Tyrtée*).

« Peut-être faudrait-il rattacher à d'antiques coutumes phal-
lotoniques, en usage dans l'ancienne Egypte, les particularités
bien connues de la légende d'Isis : Osiris, coupé en quarante
morceaux par TYPHON; Isis, parvenant à grand'peine à en
réunir trente-neuf, mais ne pouvant retrouver le dernier, le
phallus, qui avait été jeté dans le Nil et mangé par un poisson; enfin, réduite à en faire un fac-simile en bois, etc. »

M. MONDIÈRE observe, à ce propos, que la phal-
lotomie était quelquefois pratiquée, en Cochinchine,
sur les corps des ennemis.

* *
*

Le monument de Carnac, en Egypte, nous apprend
que, 1300 environ avant Jésus-Christ, MÉNÉPHTA,
de la XIX⁰ dynastie, après avoir repoussé les Lybiens,
rentra dans sa capitale avec un convoi d'ânes portant
douze cent trente-cinq phallus, coupés sur le champ
de bataille ; encore aujourd'hui, les Gallas amputent
le phallus des vaincus; et, en Abyssinie, un chef se
fait gloire de conserver, pendus le long des murs de
son palais, le plus grand nombre possible de ces
organes, desséchés et momifiés [1].

1. Dr BORDIER, *Des mutilations ethniques*, 3.

La fécondité des hypospades.

On connaît ce vice de conformation qu'est l'*hypospadias*. Contrairement à ce qu'on a longtemps cru, les sujets atteints d'hypospadias ne sont pas inféconds : à preuve plusieurs observations, publiées par le professeur Brouardel ; celle, entre autres, d'une servante, élevée comme fille, qui mit enceinte une de ses compagnes : celle-ci accoucha d'un enfant présentant une disposition des organes génitaux semblable à celle du père.

La transmission héréditaire du vice de conformation mit hors de doute la paternité et exclut toute idée de collaboration.

Explication d'un proverbe.

Chez l'homme, le latin *mentula* n'admet qu'un synonyme décemment exprimable. Ici, plus que partout ailleurs, le mot technique, prenant un sens plus obscène à mesure qu'il devenait populaire, on lui substitua provisoirement le nom d'une région voisine, « l'*aine* », qui n'offensait pas la décence.

Ainsi s'explique le proverbe : *Douleur dans l'aine, pierre prochaine* [1].

Un terrible serment [2].

Le serment le plus solennel, le plus inviolable de tous, chez les anciens Hébreux, se prêtait en portant

---

1. Brissaud, *Hist. des expressions populaires en médecine*, 65.
2. Cf. *Curiosités théologiques* (Bibliothèque de poche), 19.

la main sur les organes de la génération[1]. Lorsque
ABRAHAM dit, en s'adressant à ELIÉZER : « Mets ta
main sous ma cuisse, je te ferai jurer par l'Eternel
que tu ne prendras point pour mon fils une femme
des filles du Kenanaan » (*Genèse*, XXIV, I) ; lorsque
JACOB, mourant, dit à JOSEPH : « Mets, je te prie, ta
main sous ma cuisse, tu ne m'enterreras point en
Egypte », on ne rend qu'imparfaitement le sens de
l'idée hébraïque. Les rabbins les plus renommés
avancent que cet attouchement était institué pour
honorer la circoncision.

Cet usage s'est conservé dans certains pays de
l'Orient, et une lettre d'un officier qui fit partie de
l'expédition d'Egypte rapporte qu'un Arabe, arrêté
comme espion des mameluks, eut recours à un
serment de ce genre, pour faire constater son innocence[2].

Voici cette lettre :

« ... Lorsque les Mamlouks parurent devant nous pour la
première fois à Rahhmanyeh, nos avant-postes arrêtèrent un
habitant du pays, qui traversait la plaine ; les volontaires qui
le conduisaient prétendaient l'avoir vu sortir des rangs ennemis, et le traitaient assez durement, le regardant comme
espion. Me trouvant sur son passage, j'ordonnai qu'il fût conduit au quartier-général, sans qu'on lui fît aucun mal. Ce
malheureux, rassuré par la manière dont il me vit parler,
chercha à me prouver qu'il n'était point le partisan des Mamlouks ; il parlait avec véhémence et appuyait sa défense de
gestes très expressifs. Mais comme je n'avais pas d'inter-
prète, il vit bien que je ne pouvais le comprendre. Alors, il
lève sa chemise bleue et, prenant son *phallus* à poignée, il

---

1. Dans ces deux passages, nous nous servons de la traduction
de M. CAHEN.

2. *Mémoires sur l'Egypte, publiés pendant la campagne de Bonaparte*, tome II, 195.

reste un moment dans l'attitude théâtrale d'un dieu jurant par le Styx ; sa physionomie semblait me dire : « Après le serment terrible que je fais pour vous prouver mon innocence, osez en douter ! » Son geste me rappela que, du temps d'Abraham, on jurait vérité en portant la main aux organes de la génération[1]. »

Une pratique analogue avait lieu dans un pays bien éloigné du séjour des Hébreux. Qu'on parcoure les lois, souvent étranges, qu'Hovel, le bon roi du pays de Galles, donna à ses sujets au dixième siècle, on y verra que, lorsqu'une femme violée veut poursuivre en justice celui qui l'a outragée, elle doit, en proférant le serment qui dénonce le crime et le criminel, poser la main droite sur les reliques des saints, et la gauche sur le membre viril de l'accusé : *Si mulier stuprata lege cum illo agere velit, membro virili sinistra prehenso et dextra reliquis sanctorum imposita, juret super illas quod is per vim se isto membro vitiaverit*[2].

Anomalies de la verge.

Spigelius (*Anat.*, ch. X) juge, par la grandeur de la verge, du plus ou moins de penchant d'un individu pour l'acte vénérien. Selon Alex. Petronius (I. II des *Malad. ital.*, ch. XVII), une grande verge est un témoignage d'esprit pesant et grossier, semblable à celui d'un âne.

D'après Diemerbroeck (t. I, 171), « les gens de peu de sens et les stupides ont la verge grosse ; ces

1. Ext. d'une lettre de l'Adjudant-général Jullien à Geoffroy St-Hilaire, tirée des *Mémoires sur l'Égypte*.

2. *Curiosités théologiques*, loc. cit.

règles néanmoins ne sont pas perpétuelles, et elles souffrent plusieurs exceptions. »

Double pénis.

Chez la femme, le vagin double et l'utérus didelphe sont relativement fréquents, mais les malformations analogues sont rares dans le sexe masculin : on n'en a guère signalé qu'une vingtaine de cas. C'est pourquoi l'observation que M. HELLER communiqua naguère à la *Société de médecine de Berlin* offre un grand intérêt : il s'agit d'un homme chez lequel il existait deux verges, avec deux urètres bien développés, qui n'étaient cependant pas tous les deux en rapport avec la vessie, car l'émission de l'urine ne se faisait que par la verge droite, laquelle était le siège d'un hypospadias. Le prépuce était unique, mais le gland était double[1].

M. BRUNI (de Naples) a communiqué, à un Congrès d'urologie, une anomalie rarissime des organes génitaux : le sujet était porteur de deux pénis de volume presque normal, et de deux orifices anaux. Les deux bourses contenaient chacune un seul testicule ; la prostate était normale.

M. KEPPEL, dans le *New-York medical Journal*, a relaté un cas curieux de double pénis, intéressant non seulement par la malformation, mais surtout par les réflexions de l'auteur.

1. *Courrier médical*. 8 mars 1908.

M. KEPPEL eut un jour à donner ses soins à une jeune fille de 33 ans, de complexion amoureuse. Comme elle était sur le point d'accoucher, M. KEPPEL lui demanda, en plaisantant, quel était le père de l'enfant qui allait naître. La malade répondit qu'elle n'en savait trop rien, qu'elle avait eu des relations avec deux jeunes gens qu'elle aimait beaucoup; mais cet amour se balançait si bien, qu'elle ne pouvait se résoudre à choisir celui qui l'épouserait. Quelques jours après, cette jeune femme accouchait d'un enfant pesant neuf livres, très bien conformé, sauf qu'il avait deux pénis distincts et très bien développés. L'enfant a conservé ses deux pénis : le droit servant uniquement à l'émission de l'urine; le gauche étant le seul capable d'érection, après excitation.

L'auteur se demande anxieusement ce qui serait arrivé si la mère avait eu trois amants au lieu de deux...; et si l'enfant avait eu trois pénis, à quoi aurait bien pu servir le troisième !

L'os pénien.

Maints de nos lecteurs ont entendu conter cette bonne histoire.

Un chirurgien, renommé pour sa dextérité, a pratiqué, le matin même, chez un de ses malades, une amputation du pénis. On en parle, *inter pocula*, chez le Dr X. La femme du docteur, très intéressée par le récit de l'opération, se montre friande des moindres détails : « Est-on arrivé jusqu'à l'os? » dit-elle ingénument. Tous les convives se lèvent alors comme un seul homme et complimentent chaleureusement l'époux de la dame.

Le narrateur de l'histoire ne manque jamais son effet; mais que dirait-il, si on lui faisait observer... que le pénis a un os : l'os pénien, *os priapi*, existe, en effet, et non pas seulement chez les singes, les chiens, les rongeurs, les chauves-souris, les baleines.

Au commencement du siècle passé, un anatomiste allemand, MAYER, décrivait une formation analogue chez l'homme. Chez des hommes vigoureux, il avait observé, au centre du gland, à l'extrémité antérieure du corps caverneux, une sorte de cartilage prismatique, d'une longueur d'environ deux lignes, beaucoup plus développé chez les nègres que chez les Européens.

HYRTL, dont le *Traité d'anatomie* compte parmi les livres classiques, a voulu vérifier cette assertion ; il est arrivé à la conclusion, que ce prétendu cartilage pénien était simplement un épaississement ne contenant pas une seule cellule cartilagineuse. Cependant, les quelques cas authentiques d'ossification partielle du pénis qui existent dans la littérature ont été considérés, par certains auteurs, comme un retour à l'état ancestral.

Au point de vue clinique, cette ossification s'observe chez les malades ayant dépassé la quarantaine et dont l'âge est compris entre quarante et soixante-quatorze ans. Toutefois, dans un cas, elle a débuté au moment où le malade n'avait pas encore vingt ans.

Le plus souvent, les patients se présentent quelques mois après le début de cette affection, dont les symptômes, toujours les mêmes, consistent essentiellement en douleurs se manifestant pendant les érections. Les troubles de la miction sont rares ;

dans quelques cas, on a noté l'état cordé du pénis,
à concavité dirigée du côté de l'ossification.

L'étiologie de ces ossifications partielles est encore
obscure. Comme état général, on a noté, chez les
sujets, la goutte (KAUFMANN); la cystite chronique
avec suppuration rénale (REY); la syphilis; le traumatisme (STROMEYER). Mais, dans la plupart des cas,
aucun état pathologique ne peut être invoqué.

On a encore voulu considérer l'ossification partielle
du pénis comme une manifestation de la sénilité.
Mais un observateur, qui avait examiné un grand
nombre de pénis chez des vieillards, n'y a jamais
rencontré de phénomènes de calcification ou d'ossification. Au reste, les malades chez lesquels on a
constaté cette ossification sont, nous l'avons dit,
loin d'être toujours des vieillards.

L'étiologie de l'ossification partielle du pénis,
conclut le Dr ROMME[1], reste donc aussi obscure que
celle des productions osseuses qu'on a signalées dans
quelques autres organes. En tout cas, il n'y a pas lieu
de la considérer comme un phénomène d'atavisme.

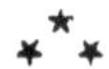

M. UTEAU (de Biarritz) présentait, à un Congrès
d'urologie, la radiographie d'un os pénien, développé
dans la verge d'un homme de 62 ans.

La forme de la verge était modifiée pendant l'érection, ce qui gênait l'intromission au moment du coït.
L'os commençait à l'extrémité balanique et se perdait
sous le pubis. Il était du volume et de la forme d'un

1. *Presse médicale*, 7 déc. 1907.

crayon de charpentier à la palpation ; à la radiographie, une portion seulement en était visible, le reste étant sans doute fibreux ou cartilagineux.

Rien dans les antécédents du malade n'expliquait sa pathogénie[1].

Nom populaire des « bourses ».

Si le terme anatomique qui sert à désigner le scrotum appartient aujourd'hui au langage libre et plus que familier, il a jadis appartenu au langage scientifique, voire au langage poétique. Dans la Brie Champenoise, on donne toujours, sans y entendre malice, le nom de *couillons* aux habitants du petit village de Coilly ou Couilly.

Le professeur MALGAIGNE, qui a été, avec LITTRÉ, un des médecins les plus érudits du siècle dernier, a toujours préféré ce terme à celui de « bourses[2]. »

Le rôle du testicule.

Il est de notion courante que les tuberculeux présentent souvent, au début de leur phtisie, et même parfois dans toute son évolution, de l'excitation génésique. Longtemps, on l'a considérée comme une cause de la maladie et non point comme un effet, et la malveillance populaire persiste à penser ainsi. La littérature s'est emparée de cette observation et elle a créé le terme d'*embrasés*, pour désigner ceux qui en sont victimes.

1. *Courrier médical*, 30 nov. 1924.
2. LE DOUBLE, *Rabelais anatomiste et physiologiste*, 204.

Pour beaucoup[1], l'embrasement est quelque chose de factice : c'est un état de civilisé, le résultat des conditions de vie et de milieu où se trouve le phtisique, brusquement oisif, et soudain plongé dans un milieu d'inoccupés; ce serait surtout « un mal de sanatorium ».

Cela existait pourtant bien avant les sanatoria; de tous temps on l'a observé.

Pour le professeur PONCET (de Lyon), qui fit sur ce sujet, à l'Académie de médecine, une communication des plus écoutées, sur la tuberculose inflammatoire et les glandes vasculaires sanguines, l'excitation génitale des tuberculeux serait la conséquence directe de leur maladie, et elle traduit simplement l'atteinte de l'interstitielle testiculaire.

Normalement, celle-ci règle le taux sexuel de chacun, suivant des conditions particulières à la race, à l'âge, à l'individu. Une irritation toxinienne vient-elle mettre les cellules en état d'hypercrinie, un homme nouveau est né, par le seul effet d'une sécrétion en excès.

Bien différents sont les effets de l'hyposécrétion testiculaire : ce sont surtout des troubles de la croissance.

Nous ne voulons pas parler ici de ces dystrophies squelettiques, qui tarent les hérédo-tuberculeux, voués à une mort précoce, comme celles qu'a parfaitement étudiées LANDOUZY, mais de vices du développement par tuberculisation précoce.

Normalement, l'évolution harmonique de l'individu, au point de vue de l'ossature et de ses annexes

---

1. V. notamment. LANDRET, *De l'excitation génitale chez les tuberculeux*, thèse de Lyon 1903, n° 145.

(muscles, aponévroses, etc...), est réglée par différentes sécrétions internes; elle est surtout régie par celles, plus ou moins antagonistes, de la thyroïde et du testicule.

Lorsque cette dernière est insuffisante, le squelette, échappant à son action frénatrice, se développe en longueur, devient trop grand et trop grêle.

Ainsi, conclut le professeur PONCET, la glande testiculaire règle le développement du squelette, l'apparition des caractères sexuels secondaires, le développement des organes génitaux, et l'instinct sexuel. Sa suppression dans l'enfance fait du castrat un géant, un infantile, sexuellement et psychiquement parlant, un être amorphe, sans désir et sans appétit génital, un fantôme d'homme.

L'infection tuberculeuse peut l'exciter, ou au contraire la mettre en hypofonctionnement, jouant ainsi un rôle capital dans le déterminisme, physique et intellectuel, de l'individu.

L'étymologie du mot « castrat ».

Encore une légende qui s'en va!

On a prétendu que les eunuques incomplets pouvaient donner à leurs partenaires l'illusion de l'amour, sans les exposer au fâcheux embonpoint, si inconsidérément appelé *mal au genou*. N'en croyez rien, nous dit le professeur DEBOVE, dans une leçon, très instructive et très divertissante à la fois, sur l'*insuffisance testiculaire*; les « spadones », comme on les appelait à Rome, ne sont capables d'aucune excitation amoureuse, même psychique.

Les testicules, en effet, ne sont pas seulement

le centre de l'amour physique, mais aussi celui des sentiments affectifs, car les eunuques sont profondément égoïstes : aussi, est-il logique de supposer qu'après son opération, ABÉLARD n'eut pas même la ressource de l'amour platonique.

Les testicules seraient-ils le centre du courage ? Il semblerait : n'a-t-on pas remarqué combien les coqs sont batailleurs ; et, quand ils ont été « chaponnés », quelle humeur pacifique ils acquièrent ? Donc, lorsque, dans le *Cid*, de CORNEILLE, Don Diègue demande à Rodrigue s'il a du cœur, croyez bien que c'est d'un autre organe qu'il entend parler, et qui ne loge pas, celui-là, sous la mamelle gauche.

La morale de tout cela, direz-vous ? C'est qu'il faut toujours conserver, comme disait RICORD, un témoin à décharge ; ce qui n'est pas toujours un moyen de se tirer..... d'affaires.

*_**

Puisqu'il est question de castration, connaissez-vous l'étymologie du mot *castrat* ?

Voici ce qu'on peut lire dans le *Hortus sanitatis*, manuscrit du xve siècle (traduit en français vers 1500), 2e partie, f° 18 v° :

« *Physiologue.* — Le castor, quand le veneur le poursuit, il détrenche ses génitoires et couppe avecques ses dents et puis les gecte devant le veneur. Et quand le veneur a ce qu'il demandoit et desiroit avoir de luy, il ne le poursuyt plus oultre. Et si aucun autre veneur le suyve et poursuit, il se eslieve contremont et monstre que il n'a point de genitoires, et ainsi n'est point poursuivy et se évade en celle manière. Et est une beste trop débonnaire[1]. »

1. PLATEARIUS (*Circa instans*, chap. du Castoreum, traduction du

Cette légende était certainement connue des
anciens, car on la retrouve dans PLINE, dans DIOSCO-
RIDE, dans JUVÉNAL, et dans ÉLIEN. Citons seulement
JUVÉNAL :

« Il jette à la mer ses effets les plus précieux, imitant le
castor, qui lui-même se fait eunuque, content d'échapper à
ce prix, tant il connaît bien les propriétés de l'organe dont il
se prive. »

S'il en était ainsi, conclut spirituellement le professeur Debove, le castor n'aurait pas été le seul être
qui eût sacrifié sa bourse pour sauver sa vie.

Les Castrats de la Chapelle Sixtine.

Jadis, on pratiquait la castration dans le but de
modifier la voix, et d'obtenir un registre et un timbre
particuliers. Si nous en croyons notre regretté confrère et ami P. HAMONIC, cette barbare coutume
aurait fait son temps. « Tout cela, nous disait-il, est
aujourd'hui de l'histoire ancienne, et la célèbre *Cha-
pelle Sixtine* ne contient plus dans sa maîtrise qu'un
seul spécimen des fameux castrats qui ont fait autrefois sa réputation. Ce sujet, aujourd'hui âgé de
64 ans, a eu, dans son jeune âge, un jour qu'il s'était
endormi sur le sol, les parties génitales arrachées par
un porc. Un autre soprano de la maîtrise papale est
atteint d'une ectopie testiculaire unilatérale, ce qui

xvᵉ siècle), s'inscrit en faux contre cette opinion : « Aucuns dient
que quant ceste beste (le castor ou bièvre) sent les veneurs qui la
venent pour avoir ses genitoires, elle les esrache et leur gette,
mais ce n'est pas vray, car elle n'est pas de si grande discrétion;
et aussi les veneurs la chassent plus pour avoir la peau que pour
les genitoires. »

ne l'a pas empêché de devenir père de famille. Sauf ces deux cas, tous les chanteurs de la Sixtine possèdent des organes génitaux normaux. Les voix de soprani sont fournies par les enfants de l'Ecole Pia.

A aucun moment, conclut notre collègue, l'Eglise n'a autorisé la mutilation dont les ignorants l'ont accusée à tort d'être l'instigatrice. Elle s'est contentée de recueillir par humanité certains sujets châtrés accidentellement, et d'utiliser leurs voix et leurs aptitudes musicales.

Et voilà encore une légende à vau-l'eau.

La Secte des Skopzis.

ORIGÈNE et LÉONCE D'ANTIOCHE se rendirent volontairement eunuques. Ils eurent des sectateurs et des imitateurs.

Il existe encore de nos jours, en Russie, une secte connue sous le nom de *Skopzis*.

Sous les règnes de CATHERINE II et d'ALEXANDRE Ier, c'est par la castration qu'ils affirmèrent l'individualité de leur secte.

Dans les premiers temps, l'opération consistait dans la destruction des testicules par le fer rouge : ce qui fit appeler la mutilation *baptême du feu*. Plus tard, on l'adoucit et on fit l'amputation à l'aide d'un couteau ou d'un rasoir, après avoir lié fortement le scrotum. Cette mutilation n'est point encore l'idéal des *Skopzis* : ils l'appellent des noms modestes de *premier cachet*, *petit cachet*, *premier blanchissage*, *première purification*, *monture du cheval tacheté*.

Lorsque la castration se fait à l'âge adulte, l'érection subsiste, pendant quelque temps du moins, et les victimes ne perdent pas complètement la faculté de pêcher; c'est pour cela qu'ils eurent l'idée d'extraire aussi la verge; ce qui s'appelle *baptême complet, second cachet* ou *cachet impérial, monture du cheval blanc.*

Les femmes qui font partie de la secte sont misérablement mutilées; elles se coupent, s'arrachent, se brûlent le bout des seins, ou s'enlèvent les glandes mammaires.

D'autres fois, elles se coupent une partie des petites lèvres seules, ou avec le clitoris; ou bien, elles amputent la partie supérieure des grandes et des petites lèvres et tout le clitoris[1].

Une des coutumes religieuses des *Skopzis* est, dit-on, de mutiler, pendant la nuit qui précède Pâques, une jeune fille de 15 à 16 ans, qui est dès lors regardée comme sacrée. On lui enlève un des seins, que les assistants mangent pieusement; puis la jeune victime est mise sur l'autel; les fidèles dansent et chantent frénétiquement tout autour; les lumières sont alors éteintes et il se passe des scènes indicibles[2].

Testicules artificiels.

L'homme dont les testicules farcis de tubercules n'ont plus aucune valeur fonctionnelle, n'eut-il plus aucun désir sexuel, tient à garder néanmoins les preuves, extérieures et palpables, d'une puissance sexuelle disparue.

---

1. Voir, à ce sujet, P. MANTEGAZZA, *L'amour dans l'humanité,* 140 et s.

2. *L'occultisme et l'amour*, par le Dʳ EMILE LAURENT et PAUL NAGOUR, 60-61.

Un malade du Dr GUELLIOT, âgé de 35 ans, avait subi une castration unilatérale treize ans auparavant ; son autre testicule était occupé par une tumeur irrégulière, fluctuante, avec des parties dures ; le patient ne consentit ·à laisser enlever la tumeur scrotale que sur la promesse formelle de la remplacer par quelque chose.

Depuis plusieurs années, ce malade était un véritable eunuque.

Par quoi remplacer, dira-t-on, le testicule sacrifié ? En Amérique, on a remplacé le testicule par des boules en celluloïd ou des balles d'argent. M. GUELLIOT, ne trouvant dans la ville de Reims que des petites boules de celluloïd à grelot et, ne pouvant décemment pourvoir son opéré d'un pseudo-testicule bruyant, se contenta d'un mètre et demi de soie plate bien stérilisée et enroulée en un peloton de la grosseur du pouce. Le testicule enlevé, il introduisit cette masse aseptique dans le scrotum, pratiqua une suture en surjet, au catgut pour les parties profondes et au crin de Florence pour la peau. Les suites de l'opération furent des plus simples. Trois mois après, l'opéré, très satisfait de cette prothèse testiculaire, écrivait : « Depuis l'opération, le volume a diminué et l'épidydime se dégage » : ce qui signifiait que les contours du peloton de soie devenaient plus nets.

*_**

Pour remplacer le testicule supprimé, le Dr CARLIER a proposé d'employer un testicule artificiel en argent. Il fit une fois cette prothèse testiculaire chez un homme entré dans son service de l'hôpital de Saint-

Sauveur, à Lille, pour une vieille hématocèle. M. Carlier dut sacrifier le testicule et le remplacer par un
testicule artificiel.

M. Carlier recommande de faire, en pareil cas, la
résection de la tunique vaginale et de loger le testicule artificiel dans une loge spéciale, qui sera formée
par un plan de sutures au catgut de la tunique
fibreuse des bourses; la peau est ensuite suturée au
crin de Florence.

Les testicules artificiels en argent sont bien pré-
férables à ceux de soie, de caoutchouc ou de celluloïd;
ces derniers, en effet, peuvent, à la longue, se laisser
attaquer par les sécrétions locales. De plus, le
testicule métallique, d'un poids moyen de 12 grammes,
ne se laisse pas aussi aisément entraîner vers l'anneau inguinal, par la rétraction de la partie corres-
pondante des bourses.

Le Dr Loumeau a eu, deux fois, l'occasion d'appliquer la prothèse testiculaire à des prostatiques, chez
lesquels il a voulu pallier ainsi l'effet moral qu'aurait
pu produire chez eux la disparition complète de leurs
testicules. Après avoir fait la castration totale, qu'ils
avaient préalablement acceptée, il a meublé leur
scrotum, en disant aux malades qu'une opération
moins radicale avait pu suffire à leur guérison.
Comme organes prothétiques, il a employé de petits
ovules en soie tressée d'une manière très lâche, de
façon à donner l'illusion de la souplesse testiculaire.
Ces appareils postiches ont été inclus, trois fois sur
quatre, dans la cavité vaginale, où ils ont été très
bien tolérés, et n'ont pas présenté les inconvénients

signalés par M. Carlier. Le quatrième de ces testicules en soie, qui avait été placé, par mégarde, sous les téguments du scrotum, a, au bout de quelques semaines, déterminé un travail d'irritation qui a provoqué son évacuation.

Pendant les premiers temps, les ovules de soie ainsi préparés présentaient absolument les caractères morphologiques des testicules réels. Mais, par la suite, ils durcirent considérablement. Celui qui fut extrait du scrotum chez un des opérés était très ratatiné, infiltré de sucs organiques, et d'apparence pierreuse. Aussi, à l'avenir, M. Loumeau se propose d'essayer des testicules en caoutchouc creux, préparés sur ses indications, et qu'il n'a pas encore eu l'occasion d'employer.

Anomalies testiculaires.

On a observé, chez les animaux comme chez l'homme, le dédoublement de l'une des glandes génitales. Les anciens connaissaient l'existence de cette anomalie, et les hommes qui, comme Agathocle, tyran de Sicile, avaient une glande supplémentaire, étaient considérés comme particulièrement robustes[1].

Il est peut-être imprudent d'écrire que la polyorchidie « ne peut exister ». En laissant de côté les cas fort douteux, comme celui de l'homme aux cinq testicules, le πεντορχοσ de Schaarf ; de l'individu qui en avait quatre, au dire de ce bavard de N. de Blégny ; et du fantaisiste Philippe Tricouillard, de *l'Orme du Mail*, il reste encore quelques observations difficiles à contester.

1. *Les anomalies chez l'homme et les mammifères*, par L. Blanc, 183.

Celle, partout citée, de Gérard Blasius, avec figures à l'appui, est assez probante ; mais nous nous bornerons aux plus récentes[1] ; encore faut-il exiger qu'il ait été fait un examen anatomique, et que l'on ne se soit pas borné à un palper aux illusions faciles.

Ainsi, le *Medical Record* publiait, en 1895, sous le nom de A. M. Davis, « officier de recrutement », l'histoire d'un homme qui avait quatre testicules : trois à gauche, donnant la douleur spéciale à la pression ; et un à droite. Voici d'autres observations plus précises.

Arbuthnot Lane (*Clinical Society*, 23 novembre 1894), a opéré un garçon de 15 ans, portant une petite tumeur douloureuse dans la partie droite du scrotum : c'était un testicule surnuméraire, avec vaginale séparée, et déférent accompagnant celui du testicule droit. Celui-ci fut attiré au dehors ; il ne présentait rien d'anormal. L'examen microscopique montra la structure normale du testicule surnuméraire ; à gauche, testicule de dimensions ordinaires.

Dans un travail sur les anomalies du testicule (*Gazzetta medica Lombarda*, 1er février 1897, p. 42), Sangalli, directeur de l'Institut d'Anatomie pathologique de Turin, dit conserver dans son musée une pièce de division en deux parties du testicule gauche d'un nouveau-né ; il rappelle, à ce propos, un cas

---

1. Cruveilhier et Sappey, dont les livres ont été le *Credo* de nos jeunes années médicales, citent, d'après des auteurs un peu anciens, des cas de tri, quadri, et même de quintiorchidie. Quant à eux, ils n'en ont jamais vu, bien qu'ayant observé pendant un demi-siècle chacun. L'authenticité des cas rapportés est entourée de telles réserves, qu'on est obligé de ne pas les admettre. Il ne font pas grâce même à Gérard Blasius qui, en 1670, vit un triorchidé présentant certaines garanties d'authenticité (Dᵣ Conzette).

analogue, publié par Francesco Parona (*Policlinico*, 1896). Ce chirurgien, ayant enlevé le testicule droit, le trouva divisé en deux parties inégales. La plus petite partie, grosse comme une noisette, logée dans un repli de la vaginale, avait la structure microscopique du testicule.

La même année, Péan décrivait et figurait un cas analogue (*Gazette des Hôpitaux*, 26 janvier 1897, p. 91). Voulant enlever un névrome du scrotum, ce chirurgien mit à nu deux testicules droits : vaginale commune, deux testicules séparés et réguliers ; par la ponction, il s'assura qu'à l'intérieur des deux albuginés étaient des canalicules spermatiques; en haut, ils étaient coiffés par un épididyme commun, d'où partait un seul déférent. Le testicule gauche était normal.

Enfin, sous le titre : *un cas authentique de triorchidie*, J. Pororca (*Semaine médicale*, 8 mai 1907, p. 228) raconte l'histoire d'un soldat atteint d'hydrocèle gauche: on sentait nettement de ce côté deux testicules, distants de 2 ou 3 centimètres ; le chirurgien fit la cure radicale de l'hydrocèle : il constata que les deux testicules avaient le volume d'un œuf de pigeon, sans épididyme, et que de chacun partait un cordon spermatique, avec déférent distinct. A droite, le testicule ne présentait rien de particulier. Deux figures illustrent l'observation du chirurgien de Craïova.

Il paraît donc qu'on ne puisse nier la possibilité de la polyorchidie ; il ne semble pas non plus que sa pathogénie en soit fort obscure. Si on se rapporte aux quelques observations authentiques citées, on remarquera que l'anomalie peut aller de la simple division du corps testiculaire à la bifidité complète de tout l'appareil génital, et que cette anomalie est tout à fait superposable à celle de l'appareil urinaire qui, elle aussi, présente tous les intermédiaires, depuis la lobulation du rein jusqu'à la dualité du bassinet et de l'uretère[1].

*
* *

Le Dr SUNDARESA AYZER (corps médical de l'Inde anglaise) a observé un triorchide de 19 ans, indigène natif de Trichinopoly. Le troisième testicule était situé au-dessus du gauche, qui était normal. Ce testicule supplémentaire avait un épididyme, dont on sentait la tête et la queue, et un cordon qui était facile à suivre, à côté du cordon gauche normal, jusque dans l'anneau inguinal gauche; il était fixé à la paroi gauche du scrotum. Les éléments du cordon étaient aisés à distinguer, et le testicule paraissait posséder la sensibilité testiculaire normale.

*
* *

· Les cas de testicules triples authentiques sont rares. WIDHALIN a eu l'occasion de rencontrer cette anomalie surnuméraire chez un homme de 47 ans, qu'il opérait d'une hernie inguinale gauche. Il trouva, dans la bourse du même côté, deux testicules normaux et contigus, reliés par un épididyme commun, d'où partaient deux canaux déférents.

Cet homme était porteur de 3 testicules, avec 2 épi-

---

1. Cf. *Chr. méd.*, 1er août 1911 (art. du Dr O. GUELLIOT, de Reims).

didymes seulement, mais il présentait 3 canaux déférents[1].

***

L'anomalie dont nous venons de rapporter un certain nombre d'exemples est, semble-t-il, héréditaire.

FRANEL parle d'une famille dont les membres présentaient cette bizarrerie.

SINIBALDI raconte un fait analogue d'une famille de
Bergame, dont presque tous les membres étaient
triorchides, particularité à laquelle ils devaient un
singulier surnom : *Bergami familia est Coleonum,*[2]
e quâ Bartholomeus ille Venetorum dux famigeratus,
sic nuncupata quod plurimi tres obtineant testes[3].

---

1. *Wiener medizin. Wochensch.*, 1911, n° 23, 1428.

2. Casanova consigne, dans ses curieux *Mémoires*[a] : « Les seuls
COLEONI, de Bergame, seraient embarrassés de changer de nom,
car ils seraient en même temps obligés de changer le signe de
leurs armoiries, puisqu'ils ont sur l'écu de leur ancienne famille les
deux glandes génératrices, et de détruire par là la gloire du héros
Bartolomeo, leur aïeul. La tradition veut, en effet, que cette puis-
sante famille italienne eût pour armes tout autres choses que des
cœurs. Par la suite des temps, le *cant* moderne a nécessité un
changement, non dans la forme, mais dans la désignation des
pièces qui sont devenues des *cœurs renversés, pourtant plus d'un
siècle avant Boufflers*. Ce changement a été très gravement expli-
qué par un respectable ecclésiastique du XVIIᵉ siècle, aussi recom-
mandable par la pureté de ses mœurs que par son savoir, LE LA-
BOUREUR, qui même n'a pas craint d'ajouter, dans son *Traité sur
l'origine des armes*, une gravure à son commentaire; et comme par
surcroît, le graveur était une fille, Claudine Brunand.

Historiquement, si l'on s'en rapporte à la tradition, le nom et
les armes des *Coleoni* leur venaient de ce qu'ils étaient « trior-
ches » dans cette famille, avantage qui servait à expliquer leur
valeur militaire. Leur blason n'était donc pas une marque inju-
rieuse, mais, au contraire, très flatteuse à tous les points de vue
(*Intermédiaire des Chercheurs et Curieux*, 1876).

a) *Mém. de Casanova*, chap. XX, p. 425, édit. PAULIN.

3. LUCAS, *L'hérédité naturelle*, t. I, 324.

**

De même qu'il y a des anomalies par excès, il y en a par défaut. Beaucoup d'hermaphrodites ont été catalogués *anorchides*. En réalité, l'*anorchidie* double, constatée dans quelques faits contrôlés par l'autopsie, est extrêmement rare. D'ailleurs, la distinction d'avec la *cryptorchidie* bilatérale est impossible sur le vivant ; et les erreurs de diagnostic ne sont certainement pas étrangères à la grande fréquence attribuée autrefois à l'absence des deux glandes séminales.

Dans son ouvrage intitulé : *De l'Epididymite blennorrhagique dans les cas de hernie inguinale, de varicocèle ou d'anomalies de l'appareil génital*, et publié en 1878, ouvrage couronné par l'Institut (Académie des Sciences, prix Godard) et par la Faculté de médecine de Paris (Prix Chateauvillard), le Professeur Le Double (de Tours) a prouvé, le premier, la tendance qu'ont à devenir plus souvent malades que les autres les organes mal conformés ; il écrit ceci (pp. 140, 141, 142) :

« Gruber, dans son mémoire, en note huit cas, qu'il regarde comme sûrs. Chose étrange, le premier est celui d'un soldat, pendu pour avoir violé une jeune fille. L'autopsie, faite avec soin, prouva que les glandes séminales n'existaient pas.

Les testicules n'auraient-ils donc aucune influence sur les appétits vénériens ? Les individus atteints d'anorchidie double ne seraient donc pas comparables aux eunuques ?...

Un trait d'observation très curieux est celui-ci : la castration n'est une cause d'impuissance que lorsqu'on la fait dès le jeune âge. Si les eunuques châtrés dans l'âge adulte sont forcément stériles, ils restent très souvent aptes au coït, double particularité connue depuis longtemps, et qui, d'après

Juvénal, était très appréciée de certaines dames romaines :

> Sunt quas eunuchi imbelles, ac mollia semper.
> Oscula delectant ac desesperatio barbæ
> Et quod abortivo non est opus...

Qu'on oppose au castrat de l'âge adulte l'eunuque privé de ses testicules dès le jeune âge, le plus recherché dans les harems, et on jugera de la différence. Chez l'eunuque privé de ses testicules dès le jeune âge, le membre viril reste atrophié : les érections manquent absolument ou sont très rares ; si le coït est quelquefois possible, il n'est jamais terminé par une éjaculation de nature quelconque. Les caractères généraux sont ceux du féminisme.

Tous les traits de ce tableau se retrouvent presque constamment chez l'individu atteint d'anorchidie double. Voilà pourquoi l'observation que nous citons plus haut est remarquable...

C'est là une de ces surprises comme on en éprouve quelques-unes, lorsqu'on approfondit la question, encore si débattue, de l'action des testicules sur le sens génésique.

Le vieillard débile ne peut plus faire entendre un chant d'amour, quand l'heure de l'atrophie testiculaire a sonné. Le microrchide est impuissant dans les combats de Vénus... Bizarre exception, l'anorchide pourrait rester un sectateur fidèle du dieu Priape !

Si nous osions proposer une explication, ce serait la suivante : en physiologie, on a été trop conduit à attribuer aux instruments exécuteurs ce qui appartient aux organes législateurs. Pourtant, des faits pathologiques ou accidentels nombreux auraient dû montrer que, normalement, il fallait reporter à l'activité d'une partie du cerveau tous les actes relatifs à l'instinct sexuel, partie du cerveau dont les organes génitaux peuvent bien susciter l'action, lorsqu'ils sont dans un état déterminé, mais qui détermine elle-même l'action spéciale de ces organes, par suite de pensées suscitées par la vue d'objets ou l'audition de paroles qui s'y rapportent.

Pour ne pas sortir des bornes que nous nous sommes imposées, nous renvoyons à Gall, pour l'étude de différents ordres d'idées relatives à cet instinct, et pour celle de l'influence de ces idées sur les organes ou des organes sur celles-ci.

Conclusion : dans l'anorchidie simple, il y a *potentia copulandi* et *potentia generandi...* et seulement pour ce dernier point, si l'autre glande existe et est saine. Dans l'anorchidie double, il y aurait seulement *potentia copulandi.* »

Depuis longtemps, ces anomalies de nombre sont à peu près passées sous silence, de même que les anomalies de volume dont, cependant, l'existence paraît moins douteuse, et qu'il serait peut-être intéressant et utile d'étudier à nouveau.

Par contre, les anomalies de situation sont plus certaines et moins rares. Leur histoire doit beaucoup aux mémoires de GODARD qui, le premier, a introduit une observation rigoureuse dans l'étude de ces faits. De nombreux auteurs l'ont suivi depuis, et l'on peut dire que, aujourd'hui, l'histoire des anomalies testiculaires est à peu près complète. Cependant, en dépit des excellents travaux qui ont paru sur cette question, il règne encore une certaine confusion dans la classification, et tous les auteurs ne s'entendent pas lorsqu'il s'agit de mettre une étiquette sur telle ou telle variété. La classification qui nous paraît la meilleure est celle qui est précisément basée sur la migration physiologique du testicule. La glande, au lieu d'occuper sa position normale dans les bourses, peut s'arrêter dans un des points intermédiaires.

S'il y a seulement arrêt de migration, ou le testicule est dans le ventre, aux lombes : c'est l'ectopie abdominale lombaire ; ou il est dans la fosse iliaque : c'est l'ectopie abdominale iliaque ; ou il est dans le canal inguinal : c'est l'ectopie inguinale ; ou enfin, il est au-dessous du canal inguinal : c'est l'ectopie cruro-scrotale, etc. (Dr ORAISON).

La Prostate et l'intelligence.

Singulier titre, vous exclamez-vous! Attendez qu'on vous l'explique.

Dans un attachant travail qu'a publié le *Bulletin médical,* le professeur LEGUEU s'est posé cette question : « Qu'advient-il des facultés intellectuelles chez un individu qu'on a opéré d'une hypertrophie prostatique ? On a prétendu que des vieillards auraient vu, à la suite de prostatectomie, leur intelligence déchoir ; qu'y a-t-il de vrai dans cette assertion ? »

Des troubles mentaux ont été observés, l'éminent maître de Necker ne fait aucune difficulté d'en convenir ; mais, pour lui, il n'y eut qu'une coïncidence : on avait opéré, dans ces cas, des sujets déjà mentalement affaiblis.

La prostatectomie aurait, au contraire, une influence heureuse, qui se marque par la récupération d'une lucidité perdue depuis plus ou moins longtemps. La rétention vésicale est la source d'une intoxication de l'organisme, qui suffit à abrutir (le mot n'a rien d'excessif) le malheureux rétentionniste. Drainez la vessie de ces malades par le catéthérisme, la cystotomie, ou la prostatectomie, et vous assisterez, d'après le professeur LEGUEU, à de véritables résurrections intellectuelles.

Cela tient à ce que, grâce à la méthode hypogastrique, on enlève l'adénome, sans toucher aux canaux éjaculateurs ; et surtout, qu'on laisse la prostate à demeure.

Or donc, si vous rencontrez parfois un prostatique prostatectomisé, qui, fier de son état, vous dira :

« La prostate ne sert à rien », apprenez-lui qu'il est toujours possesseur de sa prostate, et que c'est peut-être grâce à elle qu'il conserve son activité, son intelligence et... le reste.

Une définition de la prostate.

Elle fut rapportée naguère par J. CLARETIE, dans sa *Vie à Paris*, cette confrontation pittoresque et si vivante du présent avec le passé :

« Je vois encore SAINTE-BEUVE à sa table de travail, malade, non pas dolent, mais amaigri, et je l'entends nous conter toutes les misères de son mal ; le carabin d'autrefois réapparaissait, ironiquement souriant, chez le poète devenu critique :

« La prostate, disait-il, c'est une amygdale dont je ne vois pas la nécessité. »

Sperme, Spermatozoïdes.

CASPER fait mention d'un vieillard de 96 ans, chez lequel il existait des filaments spermatiques[1]. CURLING a constaté la présence de spermatozoïdes chez un vieillard de 70 ans, et chez un autre de 90 ans.

WAGNER prétend qu'on a trouvé des spermatozoïdes dans la sécrétion d'homme ayant de 70 à 80 ans. RAYER les aurait constatés sur un sujet de 82 ans.

DEBROU a rapporté un certain nombre de faits sem-

---

1. Le *Bulletin médical* du 28 janvier 1912 a relaté une observation tout à fait singulière, de « sécrétion de sperme par l'urètre d'une femme ». Ce qui fait l'intérêt de l'observation de MM. M. Hirschfeld et E. Burchard (*Deutsch. med. Woch.*, n° 52), concernant une jeune fille de vingt ans, c'est que celle-ci n'avait pas de règles, et éjaculait, par l'urètre, à l'occasion de l'orgasme vénérien, une sécrétion absolument analogue au sperme et renfermant des spermatozoïdes vivants.

blables, mais il faut en venir aux travaux de DUPLAY et DIEU, pour voir apporter des conclusions basées sur des faits en nombre relativement considérable.

DUPLAY a examiné le sperme de 51 vieillards et l'a pris dans les vésicules séminales. Chez 37 d'entre eux, les spermatozoïdes existaient, nullement différents de ce qu'ils sont chez l'adulte. Ces 37 individus comprenaient 8 sexagénaires, 20 septuagénaires, 9 octogénaires. Quelques-uns d'entre eux, âgés de 73 à 82 ans, avaient des spermatozoïdes aussi nombreux que ceux d'un adulte.

Le Dr DIEU, médecin de l'hôpital des Invalides, a fait l'autopsie de 106 vieillards, âgés de 64 à 97 ans. Dans 64 cas (61 0/0), il n'y avait pas de spermatozoïdes. Quatre des observations de Dieu ont été faites sur des nonagénaires : aucun d'eux n'avait de spermatozoïdes. DIEU n'a jamais constaté de spermatozoïdes au-dessus de l'âge de 86 ans[1].

L'aptitude à la fécondation.

A quels critères reconnaître l'aptitude à la fécondation chez l'homme ?

Il n'existe aucun texte de loi réglant pareille matière. Ce que l'on sait, c'est que la libéralité de la loi anglaise est excessive à ce sujet ; car, d'après TAYLOR, à partir de sept ans, il n'y a pas d'âge auquel on ait refusé à l'homme le pouvoir de procréer des enfants. « J'ai, ajoute finement BROUARDEL[2], beaucoup

---

1. DIEU, *Journ. d'anat. et de physiol.*, 1864, 449 (cité par BROUARDEL, *Le Mariage*, 132-133).

2. *Annales d'hygiène publique*, décembre 1899.

de respect pour la puissance anglaise, mais il me semble qu'à cet âge, les enfants ont d'autres occupations en tête que celle de la procréation. »

Il faut chercher la réponse dans des faits cliniques bien observés et dans la présence de spermatozoïdes dans le liquide séminal.

D'après CASPER, l'aptitude au coït commencerait à treize ans; et l'aptitude à la fécondation à quinze seulement[1] : cette opinion est corroborée par des

1. Dans notre climat, c'est de quatorze à dix-huit ans que la puberté se déclare chez l'homme; mais, quelquefois, la nature s'affranchit de ses lois ordinaires. On a vu, en Angleterre, des enfants pubères à quatre et cinq ans. L'*Histoire de l'Académie des Sciences* (année 1776, page 55) fait mention d'un enfant de Falaise, en Normandie, qui, à l'âge de six mois, donna des signes de puberté. Dans les *Transactions philosophiques*, n° 475, art. 2, on trouve l'exemple d'un enfant, né en Angleterre, qui, à l'âge de trois ans et un mois, avait trois pieds onze pouces de hauteur; sa verge, de trois pouces dans le repos, avait quatre pouces trois dixièmes dans l'érection; un poil épais entourait les organes de la génération; sa voix était mâle; son intelligence était celle d'un enfant de cinq à six ans; et sa force celle d'un enfant de neuf à dix. Pline dit, liv. VII, chap. 16, que le fils d'un nommé Eutimène, avait, à l'âge de trois ans, trois coudées de haut (quatre pieds et demi); il était pubère, avait une voix forte, mais il était idiot, et mourut à cet âge, à la suite d'une contraction convulsive dans tous les membres.

On trouve, dans l'ancien *Journal de médecine*, tome X, page 37, que M. Fages de Chazelles observa, à Cahors, un enfant qui, à l'âge de quatre ans, offrait tous les signes physiques d'une puberté parfaite, et recherchait les femmes avec ardeur.

M. Antony White a consigné, dans les *Transactions médico-chirurgicales* de la Société royale de Londres, les observations qu'il fit sur un jeune enfant qui, à deux ans et demi, avait passé de l'enfance à une puberté confirmée, dont il offrait tous les attributs. Enfin, Dupuytren a présenté, en 1806, à la Société de l'Ecole de médecine, un enfant chez lequel, à vingt-deux mois, la verge commença à prendre de l'accroissement, et qui éprouvait, dès lors, des érections. A trois ans et trois mois, il avait trente-neuf pouces d'élévation; à trois ans et sept mois, quarante-deux pouces, et pesait cinquante-cinq livres. La force de son corps était remar-

recherches, déjà anciennes, du professeur MATHIAS DUVAL. Pour ce remarquable histologiste, souvent la sécrétion du sperme commence vers douze ans, et la présence des spermatozoïdes n'est constatée que vers l'âge de quinze à seize ans.

****

HOFMANN a trouvé des spermatozoïdes dans les testicules et les vésicules séminales d'un garçon de quatorze ans, quoique l'habitus fût encore infantile, et que le sujet eût à peine quelques poils au pubis.

Les recherches, toutes récentes, de M. LEPRINCE, élève de BROUARDEL, confirment de tout point l'opinion d'HOFMANN. A la suite d'examens méthodiquement pratiqués au Laboratoire de médecine légale de la Faculté de Paris, et portant sur 25 testicules, M. LEPRINCE a formulé cette conclusion :

« Le testicule de type pubère sécrète des spermatozoïdes. Nous n'avons jamais observé ce stade évolutif avant l'âge de treize ans et demi. De ces recherches histologiques découle cette formule pratique : au point de vue médico-légal, la puberté, c'est-à-dire l'aptitude à la fécondation, se caractérise par un seul fait, la présence du spermatozoïde. »

La clinique avait déjà enregistré des faits assez nombreux, dont la valeur est rétrospectivement confirmée par les constatations de M. LEPRINCE. HOFMANN

---

quable, et son appétit vorace. Quoiqu'il fût pubère, ses testicules n'étaient cependant pas développés en proportion de sa verge. Son intelligence n'était point en rapport avec l'accroissement général ; il était timide, craintif, et n'avait point le sentiment de ses forces. Il n'avait que vingt dents (Art. de PRESLE-DUPLESSIS, dans le *Journal de médecine, chirurgie, pharmacie*, etc., de la fin du dix-huitième et commencement du dix-neuvième siècle).

rapporte un cas dans lequel un garçon de quatorze ans fut l'auteur d'une grossesse chez une fille de quinze ans.

Ruttel cite un cas de grossesse où le père et la mère étaient tous deux âgés de quatorze ans.

Borton Cook Hirst rapporte avoir accouché une jeune fille de quatorze ans, enceinte des œuvres d'un garçon plus jeune de dix mois.

Enfin, Klose a observé un cas de grossesse chez une jeune fille de quinze ans : le père, et le fait fut prouvé, n'avait que neuf ans.

Si la cour de Douai avait connu l'observation de Klose, peut-être n'eût-elle pas annulé une reconnaissance de paternité, par le fait que le père n'avait que treize ans au moment de la conception de l'enfant.

L'âge de l'aptitude à la procréation sera discuté longtemps encore, et des affaires de paternité contestée sont de temps en temps inscrites au rôle des tribunaux français.

La fécondité des macrobites.

Lakanal était septuagénaire, quand il eut l'idée de convoler en justes noces : à 77 ans, il eut un fils.

« Mon extrait de baptême est vieux, disait-il, mais non pas moi, et quand on me donne un grand âge, je réponds, comme Moncrif à Louis XV : « On me le donne, mais je ne le prends pas. »

Son biographe, Mignet, ajoute que Lakanal célébra sa quatre-vingtième année en se rendant à pied, le 14 juillet 1842, de la rue Royale Saint-Antoine aux côteaux de Montmorency, pour herboriser,

comme l'avait fait son maître, Jean-Jacques Rousseau,
et son ami, Bernardin de Saint-Pierre.

Mais on a mieux que Lakanal comme macrobite[1].

On cite le cas de centenaires qui se sont mariés et *ont
eu des enfants*[2]; nous ne relatons le fait, est-il besoin
de l'ajouter, que sous les réserves les plus expresses.

Thomas Parr, un des plus célèbres macrobites, né
en 1483 sur la paroisse d'Alberbury, dans le comté de
Shropshire, et mort à Londres en 1635, s'était
remarié, *à cent vingt ans*, avec une veuve, âgée de
52 ans; « et il vécut si bien avec elle, dit Hufeland,
qu'elle assura que jamais elle ne s'était aperçue du
grand âge de son époux[3]. »

Ce Thomas Parr ne mourut pas de vieillesse. Il fut
victime d'un caprice royal, et de sa propre impru-

1. « Il n'est point rare, conte Mme de Bawr, dans ses *Souvenirs*,
que les personnes âgées, dans la conversation, lient ensemble des
générations que séparent plus d'un siècle. Un jour que je dînais
dans le château de Guermande, une dame, placée à table près du
maître de la maison, et qui ne semblait pas très vieille, prononça
ces mots d'un air assuré : « En 1715, Louis XIV disait à mon mari
que... — Cette dame est folle, dis-je à mon voisin. — Non, me
répondit-il, c'est la veuve du maréchal de Richelieu. Le maréchal
de Richelieu, en effet, à quatre-vingt-quatre ans, s'était remarié,
en troisièmes noces, avec Mme de Roth, jeune alors. Il en résulte
que, lorsque j'écris ceci, en 1851, il n'a existé qu'une personne pour
intermédiaire entre moi et celui qui causait avec Louis XIV, en
1715. » (Cf. *Magasin pittoresque*, 1853, p. 119).

2. « A l'âge de cent ans, raconte Thomas Platter, dans son auto-
biographie[a], il (son grand-père) avait épousé une fille qui en avait
trente, et *il en avait eu un fils*, qui avait *vu blanchir les cheveux*
de ses enfants quand il mourut ». L'auteur lui-même, devenu veuf
à l'âge de 72 ans, se remaria la même année, et eut de sa nouvelle
femme cinq enfants.

a) *La Libre Recherche* (revue universelle), IVe année, tome quinzième
(Bruxelles, 1859), p. 358.

3. *L'art de prolonger sa vie*, ou *la Macrobiotique*, nouv. édit.
française, par le Dr J. Pellagot, 1 vol. in-18. J. B. Baillière et fils
édit., 1873.

dence. Le roi CHARLES Ier, ayant entendu parler de lui, le fit venir à Londres. Là, le bonhomme fut si bien traité et mis à un régime si différent de celui qu'il avait suivi pendant un siècle et demi, qu'il n'y put tenir.

« Il succomba, dit encore HUFELAND, à une réplétion subite trop grande, parce qu'on l'avait trop bourré.... Le plus merveilleux de tout, ajoute notre auteur, c'est que, lors de son autopsie, qui fut faite par William HARVEY, tous ses viscères furent reconnus parfaitement sains. On n'y trouva aucune lésion. »

Le Norvégien Christian Jacques DRAKENBERG, surnommé *le vieil homme du Nord*, né en 1626 et mort en 1773, à cent quarante-sept ans, épousa, *à l'âge de cent onze ans*, une femme qui en avait soixante, et qui mourut peu d'années après. A cent trente ans, Drakenberg s'éprit d'une jeune fille, dont il demanda la main, sans succès. Il fit encore, dans la suite, d'autres tentatives pour se remarier, mais il ne réussit pas mieux, et dut se résigner à achever ses jours dans le veuvage.

Un compatriote de Drakenberg, Joseph SURRINGTON, mourut, en 1797, à l'âge de cent soixante ans, laissant une *jeune veuve* (ce n'était pas sa première femme) et plusieurs enfants. L'aîné de ses enfants avait cent trois ans; et le plus jeune, neuf ans. Il avait donc eu ce dernier à *cent cinquante et un ans*!

Un certain MITTELSTEDT, ancien soldat des rois Frédéric Ier et Frédéric II de Prusse, mourut en 1792, à l'âge de cent douze ans; il s'était marié pour la troisième fois *à cent dix ans!*

Fürgen DOUGLAS, né à Marstrand, en Suède, le 23 avril 1680, après avoir servi comme soldat pendant plusieurs années, avoir assisté à huit batailles, avoir eu le bras cassé par un biscaïen, avoir passé enfin quatre ans à Moscou comme prisonnier de guerre, se maria trois fois. De son dernier mariage, contracté à l'âge de quatre-vingt-cinq ans, il eut huit enfants; il avait *cent trois ans* lorsque le huitième vint au monde, et il vécut encore dix-sept ans.

Enfin, l'auteur anonyme d'un livre récent cite le cas, fort extraordinaire, d'un sieur de LA HAYE, qui, marié à soixante-dix ans, eut *cinq enfants*.

A Rome, une loi souvent violée défendait le mariage aux septuagénaires. CATON le Censeur, à qui cependant les Romains avaient élevé une statue avec cette inscription : *A Caton, qui a remédié à la corruption des mœurs!* Caton, dont la conduite privée était très peu édifiante, touchait à sa quatre-vingtième année quand il épousa la fille d'un greffier, qui lui donna un fils nommé CATO SALONINUS.

MASSINISSA eut un fils, Méthine, à 90 ans.

En 1860, l'ancien président des Etats-Unis, M. TYLER, devint, à l'âge de 75 ans, père d'une fille, dont la naissance lui procura de plus douces satisfactions que l'enivrement de commander à une grande nation.

On pourrait citer un certain nombre d'exemples authentiques de paternité chez des septuagénaires, et même chez des octogénaires, et s'ils ne sont pas plus fréquents, c'est que l'homme se marie rarement avec

une jeune femme, surtout au terme de la vie. On peut,
néanmoins, en rapporter quelques cas.

Henri Dodwel, de Dublin, dont on possède un grand
nombre d'ouvrages, soit sur l'histoire, soit sur des
matières religieuses, s'étant marié à l'âge de 54 ans,
eut dix enfants de ce mariage, et probablement en
aurait eu d'autres, s'il ne fût mort âgé de 70 ans, le
7 juin 1711.

Marivaux, s'étant marié presque au même âge, avec
une belle jeune femme éprise de son amabilité, en
eut une charmante fille, et répondait gaiement aux
félicitations de ses amis que c'était une licence poétique.

Prouesses génésiques.

C'est à trois courses que la traite d'un galant
homme est limitée dans cet ancien règlement
d'amour :

> Pour un seul coup, sans y faire retour,
> C'est proprement d'un malade le tour ;
> Deux bonnes fois à son aise le faire,
> C'est d'homme sain, suffisant ordinaire ;
> L'homme galant donne jusqu'à trois fois ;
> Le moine quatre, et cinq d'aucunes fois ;
> Six et sept fois ce n'est point le mestier
> D'homme d'honneur : c'est pour un muletier.
>
> (L. M.)

Charles-Quint était un scrupuleux observateur de
ce règlement, au dire de Brantôme : « Lorsqu'il
couchoit avec une belle dame (car il aimoit l'amour,
et trop pour sa goutte), il n'en fust jamais party
qu'il n'en eust jouy trois fois. » (*Vie de Charles-
Quint*).

*_**

Le prince de Conti, beau-frère du duc d'Orléans, à 40 ans avait gardé toute la verdeur de la jeunesse.

Il se targuait (il se vantait peut-être) d'avoir couru douze postes d'amour, en une nuit, avec la Deschamps. Et depuis cette nuit fameuse, pour louanger son exploit, il faisait frapper le n° 12 sur les boutons de ses culottes, de ses habits, de ses chapeaux, marquer ses chemises au chiffre 12 ; il voulait tout avoir par douzaine : douze fusils, douze épées, douze couverts à sa table, douze mets à son menu ; son trésorier lui délivrait chaque jour douze cents livres comme argent mignon, et quand il gratifiait quelqu'un, c'était de douze livres et de douze louis. » Cf. *Vie privée et politique de Louis-François-Joseph de Conti, prince du sang*, etc., par J. P.-A. Turin, 1790, in-8, 35 (n.), cité par G. Capon et Yve-Plessis, *La Deschamps* (1905), 141-142.

*_**

Le duc de Rovigo a rapporté, dans ses *Mémoires* (t. I, 127-129), l'histoire de cet Oriental qui se croyait malade parce qu'il ne pouvait satisfaire que deux femmes par jour. Ce brave cheik avait consulté le médecin de Desaix, le Dr Renoult, sur son cas, ne pouvant croire qu'il était normal !...

French letters.

Ainsi les Anglais désignent-ils l'appareil, ou revêtement protecteur, que nous, Français, avons baptisé « redingote », ou « capote », anglaise.

Il en fut beaucoup question dans la discussion qui
suivit, à l'Académie de médecine, la lecture du
rapport de la commission chargée de rédiger une sorte
de catéchisme hygiénique à l'usage de nos poilus.
Dans cette séance mémorable, nous entendîmes
vanter, et par quelles voix autorisées la supériorité
du caoutchouc sur la baudruche; tandis que d'autres,
parmi les sceptiques, rappelaient le mot attribué à
RICORD, et d'ailleurs très sujet à critique : « Cuirasse
contre le plaisir, toile d'araignée contre le danger. »

Nos pères, beaucoup moins pudibonds que nous,
n'éprouvaient aucune gêne à parler librement de ces
choses, dont nous ne nous entretenons qu'à huis clos,
et avec quelles précautions de langage! Ouvrez le
Dictionnaire de médecine en 60 volumes, paru au
commencement du dernier siècle, et vous y lirez tout
un article consacré... au condom. Et d'abord, sa définition :

> On donne ce nom, écrit l'auteur de l'article, à de petits sacs
> préparés avec l'appendice cœcal de quelques quadrupèdes, et
> qui servent à préserver les parties génitales de l'absorption
> du virus vénérien.

Suit le mode de préparation :

> On les prépare avec les appendices cœcaux du veau, du
> mouton, de l'agneau, afin d'en avoir de différents calibres
> et non avec l'intestin cæcum, comme le dit M. SWEDIAUR,
> parce qu'il ne faut point qu'il y ait de coutures à ces étuis, qui
> pourraient blesser la partie sur laquelle on les applique, et
> donner entrée au virus syphilitique. On lave cette partie intes-
> tinale, on la fait sécher en la distendant avec du papier ou du
> coton, et on l'assouplit ensuite, en la frottant entre les doigts
> avec un peu de son et d'huile. On pratique à l'extrémité ouverte
> une coulisse, dans laquelle on passe un cordon qui sert à

fixer cette enveloppe. Lorsqu'elle est bien préparée, elle doit être transparente comme du taffetas ciré, bien souple, point plus mince dans une place que dans l'autre, parce qu'elle pourrait se rompre là, et encore mieux être percée.

L'auteur nous apprend ensuite que cette invention fut faite à Londres, il y a environ soixante-cinq ans, par un nommé CONDOM, dont elle a retenu le nom dans ce pays. Et il ajoute : « M. SWEDIAUR remarque que cette découverte, dont l'utilité eût dû valoir à son auteur la reconnaissance de ses compatriotes, ne fit que le déshonorer dans l'opinion publique et qu'il fut même obligé de changer de nom, bien qu'il communiquât son procédé sans aucune vue d'intérêt et qu'il n'en fit pas l'objet d'une spéculation mercantile. »

Quel était ce Condom? A-t-il jamais existé? La question a souvent été posée, et jusqu'à présent, à notre connaissance, elle est restée sans réponse. Quoi qu'il en soit, l'invention qui lui est attribuée est de celles qui méritent notre gratitude et font, de celui à qui elle est due, une sorte de bienfaiteur de l'humanité.

La continence, facteur de guérison des plaies.

Ambroise PARÉ écrit, dans son rude et naïf langage :

« Partant, fais avec ton patient bon guet, tant en son boire, manger, repos, *coït* et autres choses. »

Le même chirurgien conseillait la continence pendant cent jours après la blessure faite; et

Hofmann (*Dissertatio de morbis ex nimia et intempestiva venere oriundis*; Halle, 1725), après avoir parlé « des dangers des plaisirs de l'amour pour les blessés et examiné celui que courent les personnes qui ont la fièvre en s'y livrant », rappelle une observation de Fabrice de Hilden, dans laquelle « un homme, ayant eu commerce avec une femme le dixième jour d'une pleurésie, qui avait été terminée le septième par des sueurs abondantes, fut attaqué par une forte fièvre et un tremblement considérable et mourut le troisième jour. »

L'acte génital chez un blessé ou chez un convalescent, peut donc provoquer des accidents divers, et il ne semble pas que ce point de vue ait suffisamment occupé les cliniciens.

Sans doute, ainsi que justement le remarque le professeur Poncet[1], « peu de blessés songent au coït et.... à un grand nombre la chose n'est pas possible, eu égard à la nature des lésions qu'ils présentent et à des impedimenta de tout genre. » Ce n'est pas, en effet, dans les premiers jours qui suivent un traumatisme sanglant, que celui qui en a été atteint songera au rapprochement sexuel, mais plutôt « dans cette période assez longue que l'on peut désigner sous le nom de convalescence chirurgicale, et qui s'étend depuis la transformation granuleuse de la plaie, avec suppuration franche de bonne nature, jusqu'à son épidermisation complète. »

En somme, conclut l'éminent chirurgien dont nous déplorons toujours la perte, « toute plaie, chez un blessé se livrant à des excès génésiques, devient le

1. *De l'influence des excitations génésiques sur la marche et les complications des plaies*, par Antonin Poncet, Lyon, 1882.

siège de phénomènes réflexes, qui contrarient, dans les cas les plus simples, le processus réparateur, et qui, dans d'autres circonstances, donnent naissance à des complications diverses. »

Il suffira, nous en sommes certain, d'avoir signalé cette pathogénie un peu spéciale des complications des plaies, pour que l'attention des chirurgiens soit éveillée sur ce facteur, si souvent négligé.

Nous nous permettrons de rappeler, à ce propos, que, dans un de nos ouvrages, nous avons cité nous-même un exemple historique[1], qui peut rentrer dans la catégorie des faits que nous venons d'exposer ; mais, chez le maréchal LANNES, dont, en l'espèce, il s'agit, une circonstance particulière est à relever : NAPOLÉON a relaté que LANNES avait passé la nuit qui précéda la bataille d'Essling, où il fut blessé mortellement, en compagnie galante ; en outre, il alla au combat sans avoir mangé : « deux circonstances, écrivions-nous naguère, qui ont bien pu influer sur les suites de sa blessure. »

Aberrations génitales.

Le *Courrier médical* a relaté deux cas d'aberrations génitales chez des vieillards, cas communiqués à la Société de chirurgie par MM. POTHÉRAT ; en voici un troisième, à peu près identique, et adressé à la même Société par un chirurgien d'Angers, M. GRIPAT[2] :

« Un gentilhomme campagnard, âgé de 65 ans, se présenta

1. *Napoléon, jugé par un Anglais.*
2. *Gaz. des hôpitaux*, 26 nov. 1907.

un jour, tout honteux, dans le cabinet de M. Gripat et lui
montra sa verge étranglée dans une bague munie d'un chaton. Il raconta que, se trouvant en chemin de fer, il entra en
conversation avec sa voisine d'en face. Ils étaient tous deux
seuls dans le wagon et... peu importe la suite. M. Gripat par-
vint non sans peine à glisser une sonde cannelée entre la
verge et l'anneau et à couper celui-ci au ras du chaton, puis
à l'aide de deux daviers, il arriva à écarter l'anneau et à
dégager ainsi complètement la verge. Le gentilhomme campagnard s'en alla très reconnaissant non seulement du succès
de l'opération, mais aussi du soin qu'avait pris M. Gripat de
la faire seul, sans aides, heureux de n'avoir pas eu d'autres
témoins de la situation critique dans laquelle il se trouvait[1] ».

Homme ou Femme?

En mars 1643, à Saisbury, dans le Connecticut,
une élection fut contestée, parce que le parti wigh
avait introduit une femme parmi les électeurs. Le
Dr BARY fut chargé de l'expertise; il examina l'électeur suspect et constata que le pénis était imperforé,
mais il trouva un testicule. Il conclut que c'était un
homme.

Le lendemain, au moment où cet électeur s'appro-
chait pour voter, le Dr TRIKNAR s'opposa au vote,
affirmant que c'était une femme. Les deux docteurs
furent invités à pratiquer ensemble un examen immé-
diat; ils s'entendirent sur le sexe : ils le déclarèrent
homme, l'électeur put voter.

Quelques jours plus tard, on apprit que cet individu était marié comme femme, et qu'il avait des
goûts féminins. Une nouvelle expertise permit de
constater la présence des règles; on découvrit l'uté-

---

1. *Courrier médical*, déc. 1907.

rus, et ce que le Dr Bary avait pris pour un testicule fut reconnu être un ovaire hernié[1].

Dans la séance du 12 novembre 1925, la Société médicale de Toulouse entendait la communication suivante, qui lui était faite par les Drs J. L. TOURNEUX et GALY-GASPEROUX, concernant un hypospade périnéal, qui avait été considéré jusqu'alors comme étant du sexe féminin, et qui appartenait, comme danseuse, au corps de ballet du Théâtre des Nouveautés.

Il s'agissait d'un sujet âgé de 17 ans, entré à l'hôpital pour une tumeur douloureuse de la grande lèvre droite, tumeur ayant apparu une dizaine de jours après des tentatives de coït restées infructueuses.

De taille moyenne et de physionomie assez ordinaire, sans aucun caractère de féminité, Jeanne B... possède un thorax assez large, surmonté de seins assez bien développés : le bassin n'est pas évasé, la taille n'est presque pas indiquée, les membres sont longs et forts. La région hypo-gastrique inférieure est revêtue d'un système pileux assez abondant, se propageant sur les organes génitaux externes.

A première vue, rien ne semble indiquer que l'on ne se trouve pas en présence du sexe féminin, car on constate la présence de deux grandes lèvres de dimensions normales, dont la droite contient une petite tumeur du volume d'un œuf de pigeon, dure, assez douloureuse au toucher, et qui se prolonge tout le long du canal inguinal par une sorte de cordon de la grosseur de l'index.

1. P. BROUARDEL, *Le Mariage*, p. 18.

Mais l'impression change totalement, lorsque l'on examine plus attentivement la région génitale. En écartant, en effet, ce qui représente les grandes lèvres, on remarque que les petites manquent totalement, et que, sous un capuchon assez exubérant, se trouve un organe génital à tête aplatie, gros comme la pulpe du petit doigt. A sa base, il n'existe pas de méat urinaire, mais on observe deux petits replis, qui conduisent à un orifice vulviforme, situé au milieu du périnée et qui n'est autre chose que l'extrémité du canal urétral, comme le montra un cathétérisme. Il n'y avait pas d'orifice vaginal, et on ne sentait pas non plus de corps utérin par le toucher rectal.

De par ces constatations, on se trouve en présence d'un cas d'hypospadias périnéal, avec verge rudimentaire, traces de gouttière urétrale, et scrotum bifide, contenant, à droite, un testicule vraisemblablement bistourné.

Cette interprétation des faits fut confirmée par les constatations faites au cours d'une intervention nécessitée par la torsion du testicule droit, qui fut trouvé plein de sang. L'exploration de l'abdomen montra qu'il n'y avait pas trace d'utérus, mais qu'il existait à gauche, vers l'orifice interne du canal inguinal, un testicule qui, comme celui de droite, se prolongeait par un canal déférent jusqu'au niveau d'une prostate rudimentaire.

Changement de sexe... en sautant un fossé!

Ambroise PARÉ et MONTAIGNE prétendent avoir connu une jeune fille de Vitry-le-François, Marie Germain, qui changea de sexe en sautant un fossé :

femme sur un bord, à ce qu'on croyait, du moins ; indiscutablement homme sur l'autre.

L'histoire est très authentique. MONTAIGNE rapporte qu'une chanson populaire, à Vitry, et qu'il y entendit, invitait les jeunes filles à ne pas faire de grandes enjambées, de peur de devenir garçons.

Tels sont, en effet, les résultats possibles d'un violent effort, alors que certains organes soumis à un internement abusif, n'ont pas abdiqué le droit de sortie[1].

1. VICTOR MEUNIER, *Les Excentricités physiologiques*, 9.

B. — Chez la femme.

*Les organes génitaux de la femme
d'après les anciens*[1].

Quelle idée se faisaient les anciens des organes
génitaux de la femme? Se représentaient-ils leur
forme, leur topographie, leurs fonctions? Comment
comprenaient-ils la fécondation? Avaient-ils quelques
notions d'embryogénie? Autant de questions peu fri-
voles, si l'on en juge par l'ouvrage compact qui a
été publié sur ce sujet[2], au demeurant mal connu.

A une époque où les dissections n'étaient point
autorisées, il était difficile d'exposer avec clarté ce
qu'on pensait de la fonction génératrice. On en était
réduit aux conjectures, et les narrateurs n'avaient
pour guide que la fantaisie.

Pour qui connaît les origines de la médecine, il n'y
a là qu'un phénomène d'ordre naturel. Dans les
temps primitifs, la médecine est aux mains des
prêtres, qui en gardent jalousement le monopole.
Leurs moyens d'action sont aussi simples que puis-
sants : ils ont les attributs de la divinité, ou plutôt

1. V. notre article du *Journal de médecine de Paris*, n° 35
(30 août 1891).
2. Cf. *Etude historique sur les organes génitaux de la femme*,
par le Dr G. Phillon; thèse de Paris, 1891.

des divinités qu'ils représentent. Ces divinités ont chacune leur privilège ; elles président au bonheur ou au malheur, à la joie ou à l'affliction, à la santé ou à la maladie.

Le polythéisme a dominé le monde durant des siècles. On pressent, dès lors, que les invocations ou les prières constitueront toute la thérapeutique de ces peuples encore barbares, dont on nous vante les connaissances scientifiques et la civilisation.

Les Egyptiens, par exemple, qu'on avait cru très avancés en matière d'anatomie, à en juger par ces merveilleuses momies qui ont bravé depuis des siècles les injures du temps, avaient, tout juste, sur cette science, les connaissances de nos bouchers actuels. Les embaumeurs étaient, certes, d'habiles praticiens, mais ils appartenaient à une classe fort ignorante. C'était un sacrilège d'oser, même dans un but de curiosité scientifique, toucher à un cadavre. Les embaumeurs devaient nuitamment, et avec mille précautions, exercer leur profession, au risque de subir de cruelles représailles.

Chez les Egyptiens, le côté hiératique dominait. Ils ne manquaient jamais d'invoquer les divinités avant d'administrer leurs drogues, notamment « le divin remède, le fameux remède » de M. de Pourceaugnac.

A ce propos, on croit communément, sur la foi de Diodore de Sicile, et surtout de Pline, que c'est à l'ibis, la cigogne sacrée des Egyptiens, qu'on doit attribuer l'invention du.... lavement. On a vu ce qu'il en faut penser[1].

---

1. Cf. *Gayetez d'Esculape*, par les D" Cabanès et Witkowski.

PLINE, qui prenait son bien où il le trouvait, ne s'inquiétait pas autrement de prouver ses assertions. Il n'est pas plus véridique, quand il nous affirme que « les rois d'Egypte avaient ordonné d'ouvrir les cadavres pour étudier les maladies. »

Pendant longtemps, on s'en est rapporté aux auteurs grecs et latins pour connaître la médecine des anciens Egyptiens. Les archéologues, en mettant au jour ces documents précieux qu'on appelle des papyrus, nous ont présenté toute une série de notes, prises par divers observateurs, qui avaient recueilli les traditions, et les avaient transmises de génération en génération.

Le Dr PEILLON semble n'avoir eu sous les yeux que le *papyrus Ebers,* qui est, à la vérité, le plus volumineux, le mieux conservé, et aussi le plus important de tous ces documents.

Le papyrus Ebers contient un chapitre entier sur les maladies des femmes ; mais, à part quelques indications sur la durée de la grossesse, le savant archéologue ne nous cite pas autre chose. Il y est bien traité des soins hygiéniques, de l'intérieur des habitations, de certaines affections de la peau, mais tout cela en un langage confus, sans ordre et sans précision. « Ce sont toujours des prières, des jongleries, des breuvages de toute espèce, des plantes sacrées, des sacrifices, etc., qui constituent le trésor médical[1]. »

---

1. HANDVOGEL, *Origines de la médecine,* 54.

***

Les premiers médecins grecs et, à leur tête, Galien, considéraient la thérapeutique des Egyptiens comme « un ensemble de farces ridicules ». L'expression, pour si sévère qu'elle soit, paraît justifiée.

On en pourrait dire autant de la médecine des Chinois, qui passent encore, dans certains milieux, comme nos précurseurs en toutes matières.

Les esprits vivifiants jouent un grand rôle dans la physiologie chinoise. Le sang fait cinq fois le tour de l'organisme dans les vingt-quatre heures. Le diagnostic s'établit presque uniquement sur l'état du pouls, qu'on doit examiner, pendant de longues heures, à trois endroits différents du bras.

La gynécologie est une branche de la médecine peu cultivée chez eux. La grossesse a une durée de dix mois : le second mois, l'enfant ressemble à un bouton de fleur de pêcher ; le troisième mois à un cocon ; le cinquième mois, on reconnaît le sexe.

Ce moyen est, au moins, original : si la mère a un goût prononcé pour les choses sures, si l'enfant change de position à gauche, c'est un mâle ; si elle aime les choses douces, si l'enfant incline à droite, c'est une femelle.

Le 8e mois, l'enfant est pourvu d'une âme (cette question tant controversée reçoit ici une solution aussi absolue qu'imprévue).

Le Dr PEILLON rapporte, dans sa thèse, différents détails sur la stérilité, les aptitudes à la génération, la manière d'avoir des enfants, qui sont des plus suggestifs. Il les a extraits du livre « sur la commodité des femmes », traduit en français par STEENAckers, et il les a accompagnés de dessins et de planches très réjouissantes. Les amateurs pourront s'y référer.

*_**

Les Chaldéens croyaient fort à l'influence des astres. Ils étaient plutôt devins que thérapeutes. Leur médecine est analogue à la médecine des Persans, dont le Dr PEILLON a oublié de nous entretenir.

Les livres sacrés des Persans contiennent tout; les prescriptions hygiéniques et médicales alternent avec les préceptes religieux ou administratifs.

D'après la fable persane, ZOROASTRE aurait écrit son *Zend-Avesta*, qui est comme le Coran des peuples de la haute Asie, sous l'inspiration directe d'Ormudz, la divinité du bien. Mais à côté d'Ormudz, le génie du bien, lutte Ariman, qui cherche à contrarier son heureuse influence. C'est Ariman qui possède la boîte à Pandore de tous les fléaux qui affligent les humains.

Le Dr HANDVOGEL[1] a rapporté quelques prescriptions du Zend-Avesta, qui ont trait au sujet abordé par le Dr PEILLON.

Les femmes, durant l'époque menstruelle, étaient regardées comme impures et devaient être isolées.

Lorsque le flux sanguin se prolongeait au delà de neuf jours, on considérait cet état anormal comme l'œuvre du démon habitant le corps de la femme, et qui devait en être chassé à coups de verges.

---

1. *Aperçu historique de l'origine de la médecine.*

La femme en couches était regardée comme impure pendant six semaines.

Le coït avec une femme grosse ou avec une nourrice était considéré comme un gros péché.

*
* *

Cette doctrine de l'impureté de la femme, nous allons la retrouver dans les livres bibliques.

Quand on lit dans la Bible les passages qui ont trait aux organes génitaux, on voit la préoccupation des Hébreux de purifier par tous les moyens ce qu'ils considèrent comme pollué.

Dominés par cette idée, ils ne font qu'une allusion discrète à la fécondation. Ils croient à la double semence, mâle et femelle, le produit étant une fille quand la semence de la femme a été plus chaude que la semence de l'homme.

Dans ·la Genèse, ou première période biblique, c'est-à-dire cinq ou six siècles environ avant Moïse, il est fait mention, en termes précis, de la circoncision, de la fièvre traumatique qui parfois l'accompagne, et de son caractère spécifique. On y peut aussi constater, pour la première fois, que les Hébreux connaissaient parfaitement les époques de la formation de la femme, la conception, la durée de la grossesse, et la cessation du flux menstruel.

Dans la Bible, il est, au reste, souvent question de médecine. Et l'on trouverait matière à un intéressant ouvrage, si l'on voulait prendre la peine d'extraire des livres sacrés ce qui a trait à notre art.

Les Hébreux, bien avant les Egyptiens, avaient, par exemple, connu l'embaumement. On sait que

enfants, ou, pour mieux dire, de la gynécologie et de l'obstétrique.

Sans doute, ce sont encore les phénomènes physiques les plus grossiers qu'ils invoqueront pour expliquer la formation de l'embryon et la détermination des sexes. Les mots qu'ils emploieront seront le plus souvent des termes d'argot populaire, qui rentreront plus tard, par droit de conquête, dans le langage anatomique : le vocabulaire d'Aristophane est, entre tous, riche en mots de basse extraction.

.

Nous passons rapidement sur PYTHAGORE et ses disciples, pour arriver à la période hippocratique.

Le grand nom d'HIPPOCRATE[1] s'impose par sa haute autorité, dès le début de cette phase nouvelle. Malheureusement, son existence est si légendaire, ses œuvres ont une origine si discutable, qu'on se prend à considérer, avec son illustre commentateur, comme apocryphes, la plupart des ouvrages qui lui sont généralement attribués. Les livres sur la génération, sur la nature de la femme et de l'enfant, sur les maladies des femmes, relèvent plutôt de l'Ecole cnidienne que de l'Ecole de Cos.

En tout cas, à côté de théories physiologiques au moins bizarres, on trouve de la menstruation et des

---

1. HIPPOCRATE, dans son traité *De Dieta*, paraît avoir voulu insinuer que les semences d'animaux sont remplies d'animalcules. PLATON l'a énoncé d'une manière formelle dans le *Timée* (p. 1088, trad. de MARCUS PICENOS). DÉMOCRITE a parlé de certains vers qui prennent la forme humaine. ARISTOTE a soutenu, pareillement, que les premiers hommes sont sortis de terre sous la forme d'un ver, etc. (LE DOUBLE, *Rabelais anatomiste*).

enfants, ou, pour mieux dire, de la gynécologie et de l'obstétrique.

Sans doute, ce sont encore les phénomènes physiques les plus grossiers qu'ils invoqueront pour expliquer la formation de l'embryon et la détermination des sexes. Les mots qu'ils emploieront seront le plus souvent des termes d'argot populaire, qui rentreront plus tard, par droit de conquête, dans le langage anatomique : le vocabulaire d'Aristophane est, entre tous, riche en mots de basse extraction.

***

Nous passons rapidement sur Pythagore et ses disciples, pour arriver à la période hippocratique.

Le grand nom d'Hippocrate[1] s'impose par sa haute autorité, dès le début de cette phase nouvelle. Malheureusement, son existence est si légendaire, ses œuvres ont une origine si discutable, qu'on se prend à considérer, avec son illustre commentateur, comme apocryphes, la plupart des ouvrages qui lui sont généralement attribués. Les livres sur la génération, sur la nature de la femme et de l'enfant, sur les maladies des femmes, relèvent plutôt de l'Ecole cnidienne que de l'Ecole de Cos.

En tout cas, à côté de théories physiologiques au moins bizarres, on trouve de la menstruation et des

---

1. Hippocrate, dans son traité *De Dieta*, paraît avoir voulu insinuer que les semences d'animaux sont remplies d'animalcules. Platon l'a énoncé d'une manière formelle dans le *Timée* (p. 1088, trad. de Marcus Picenos). Démocrite a parlé de certains vers qui prennent la forme humaine. Aristote a soutenu, pareillement, que les premiers hommes sont sortis de terre sous la forme d'un ver, etc. (Le Double, *Rabelais anatomiste*).

principales affections de l'utérus, telles que la métrite, les ulcérations du col, les métrorragies, des descriptions cliniques qui témoignent d'un rare esprit d'observation. Inutile de chercher des notions anatomiques : pour les disciples d'Hippocrate, comme plus tard pour Aristote, c'est encore lettre morte.

Aristote fait, toutefois, des découvertes et des remarques générales dont l'originalité a tout lieu de nous surprendre. On lui doit d'avoir posé les premières lois de zoologie et d'anatomie comparée et, à l'aide d'inductions hardies, d'avoir pressenti la conformation extérieure des organes, qu'il décrit par le seul effort de sa féconde imagination.

*
* *

Avec l'Ecole d'Alexandrie, et les successeurs des Alexandrins, tels qu'Asclépiade et Athénée, commence la phase véritablement scientifique de la question qui nous occupe.

Mais à Galien, et surtout à Soranus, on doit de bonnes et sérieuses descriptions des organes génitaux de la femme, et des maladies qui les affectent. Galien, qui accepte en grande partie les idées hippocratiques, a, du moins, eu le mérite de comprendre le rôle du col de l'utérus, dont il fait un sphincter.

Dans son *Traité de médecine*, Celse ne cite que deux fois la matrice[1], et encore à l'occasion d'opéra-

---

1. « La matrice, dit Platon, est un animal qui désire ardemment engendrer des enfants: lorsqu'il reste longtemps stérile après l'époque de la puberté, il a peine à le supporter; il s'indigne, il parcourt tout le corps, obstruant les issues de l'air, arrêtant la respiration, jetant le corps dans des dangers extrêmes et occasion-

tions chirurgicales pratiquées sur elle. Il est prudent de démêler dans ces compilations ce qui revient à la légende, pour ne point s'exposer à commettre de graves erreurs.

Les Arabes ont publié peu d'ouvrages originaux, se contentant de reproduire avec une fidélité, à coup sûr louable, les notions anatomiques des anciens.

***

Ce n'est qu'au xɪɪ° siècle, comme l'a fait remarquer Ach. CHEREAU, à cette cour si brillante du roi FRÉ-DÉRIC II, un mécréant qui ne redoutait pas de braver les foudres de l'église, qu'on autorisa les chirurgiens à disséquer des cadavres humains.

C'est MUNDINUS qui donna au col utérin le nom de museau de goujon, qu'on a depuis, changé en celui, plus exact, de museau de tanche[1]. Chéreau a fait

---

nant diverses maladies, jusqu'à ce que le désir et l'amour, réunissant l'homme et la femme, fassent naître un fruit, et le cueillent comme sur un arbre, semant dans la matrice, comme dans un champ, des animaux invisibles par leur petitesse et encore informes ». PLATON, *Le Timée*, édition V. COUSIN, t. XII, 241.

1. Si la matrice a été considérée par PLATON comme un animal, GUY DE CHAULIAC, MUNDINUS, MATHIEU DE GRADIBUS, etc., la présentent comme un membre viril retourné et interne. « Elle est, dit Guy de Chauliac, comme la verge renversée ou mise au dedans, au quatorzième de l'usage des parties. Car elle a au-dessous des deux bras cellulaires avec les testicules, comme la bourse des testicules. Elle a aussi un ventre commun au milieu, comme les parties du pénil. Elle a son col en bras canulé comme la verge. Elle a aussi la vulve comme une balance et la mitre. Elle a aussi le tentigo comme un prépuce. Elle a aussi sa longueur comme la verge de huit ou neuf doigts. Et, bien qu'elle n'ait que deux sines ou cavités manifestes suivant le nombre des mamelles, toutefois elle a chacune d'icelles triplement cellulée, et une au milieu, de sorte que, selon Mundinus, on y trouve sept réceptacles. Elle a colli-

remarquer que la splanchnologie de cet anatomiste
du moyen-âge est pleine de renseignements, qui
indiquent une largeur de vues et une sagacité des plus
remarquables pour l'époque.

*
* *

Le Dr PEILLON, dans un aperçu rapide, nous donne
de précieux détails sur la longue période qui s'étend
de la Renaissance à la fin du xvii° siècle. Quelque
intéressantes que nous aient paru ses investigations,
nous ne poursuivrons pas plus loin notre analyse.

Nous n'aurions garde toutefois de passer sous
silence la très curieuse reproduction de LÉONARD DE
VINCI[1], sur la génération, que l'auteur précité tenait
de l'obligeant et très érudit bibliothécaire des Beaux-
Arts, M. Eug. MÜNTZ.

Léonard de Vinci, inventeur précoce de toutes les

---

gence ou alliance avec le cerveau, le cœur, le foie, l'estomac, et est
attachée au dos. Entre elle et les mamelles sont continuées les
veines du lait et des menstrues, à raison de quoi, dit Galien au
chapitre VI, Hippocrate disait le lait estre frère des menstrues »
GUY DE CHAULIAC, *Grande Chirurgie*, p. 77, édit. JOUBERT. Rouen,
1632.

1. « Il existe un dessin, extrêmement curieux, intitulé *De Coïtu*,
dont l'auteur est un contemporain de RABELAIS, un grand peintre
doublé d'un grand savant : j'ai nommé LÉONARD DE VINCI. C'est la
reproduction, par le trait, des anciennes doctrines concernant la
génération dans l'espèce humaine. Chez l'homme, on voit des
canaux qui charrient de la moelle et du cerveau aux testicules le
sperme nécessaire à la fécondation, et les canaux qui portent des
poumons à la verge le souffle qui, d'après GALIEN, produisait l'érec
tion. Chez la femme, on aperçoit une matrice assez bizarre, de
laquelle naissent des conduits qui vont se terminer aux mamelles,
en conformité de la théorie hippocratique, qui voulait que les
règles se transformassent en lait, après la délivrance, pour servir
à l'allaitement » LE DOUBLE, *op. cit.*

idées et de toutes les curiosités modernes, génie universel et raffiné, chercheur solitaire et inassouvi, a dit en termes excellents H. TAINE, pousse ses divinations au-delà de son siècle, jusqu'à rejoindre parfois le nôtre.

Ce grand homme ne s'est pas contenté d'être un admirable artiste, il s'est encore livré avec passion à l'étude de la physiologie et de l'anatomie. Il a abordé cette étude en philosophe, avide de pénétrer le mécanisme des fonctions les plus intimes, les rapports des organes les plus profonds.

Il était bien placé pour être exactement renseigné. Fort bien en cour auprès du célèbre duc de Milan, LUDOVIC LE MORE, il était en relations avec tout ce que l'Europe comptait d'illustrations. Il méditait de rédiger un traité d'anatomie, mais ses occupations multiples l'obligèrent à se borner à quelques notes, qui ne reflètent pas seulement les idées de son époque, mais accusent, par endroits, son puissant génie. Quelque imparfaites qu'elles soient, elles suffisent pour attester ses généreux projets.

Ses manuscrits sur la matrice des femelles en gestation, sur les connexions utérines de la mère et du fœtus, sur les fonctions de la génération et le développement embryonnaire, en sont la preuve, et nous font regretter qu'il n'ait pas consacré plus de loisirs à la science que nous cultivons.

La dépilation du pubis.

Dans l'antiquité gréco-romaine, les femmes. plus encore que les hommes « cherchèrent à dépiler leurs organes sexuels, comme elles le font encore aujourd'hui en Orient. Chez les Juifs, cet usage ne paraît cependant pas avoir existé, mais, en Asie et en Egypte, il était universel, et c'est peut-être de là qu'il a transmigré en Grèce et en Italie. Quoiqu'il soit vraisemblable que les femmes grecques l'aient adopté, cependant ce ne sont principalement que les hétères et les femmes publiques qui entreprenaient la dépilation générale et locale.

La même chose pourrait bien avoir eu lieu à Rome, où les matrones faisaient disparaître les poils des organes sexuels pour déguiser leur âge. « On paraît généralement, surtout en Grèce et en Italie, avoir perdu bientôt de vue le but de la dépilation, et l'avoir regardée seulement comme un article de mode, quoiqu'elle se soit maintenue dans ces pays jusqu'à nos jours, où elle est pratiquée encore en partie à cause de la propreté[1]. »

Les signes de la virginité, d'après les anciens.

Plusieurs anatomistes célèbres : FALLOPE, VÉSALE, RIOLAN, BARTHOLIN, HEISTER, RUYSCH, BAUHIN, CASSERIUS, SPIGELIUS, etc., prétendent que le signe le plus certain de la virginité est la présence de la membrane que l'on a nommée *hymen*. C'est, disent-ils, un cercle, parfois un demi-cercle membraneux, qui s'observe à la partie inférieure de l'orifice du vagin des filles vierges ; ils disent encore que cette membrane est charnue, qu'elle est fort mince dans les enfants, plus épaisse dans les filles nubiles, et qu'on ne la trouve plus dans celles qui ont souffert l'approche d'un

1. ROSENBAUM, *La Syphilis dans l'antiquité*, 267-9.

homme. G. Saint-Hilaire, dans son *Anatomie du corps humain*, en admettant l'existence de cette membrane, dit affirmativement qu'elle sert de marque et de preuve de la virginité.

Heister a fait voir, dans une démonstration publique, l'hymen d'une fille de 13 à 14 ans. « Cette membrane varie, dit cet anatomiste ; j'ai toujours trouvé l'hymen dans les enfants ; mais à mesure qu'ils grandissent, il se détruit peu à peu. »

Dans le camp adverse se trouvent des anatomistes non moins célèbres, parmi lesquels on peut citer : Ambroise Paré, Du Laurens, Graaf, Dionis, Mauriceau, Columbus, Cappivaccius, Angenius et Hygmor : ceux-ci soutiennent que la membrane hymen n'est qu'une chimère, et que cette partie n'est point naturelle aux filles[1].

*
* *

Ambroise Paré[2] ne croit pas à l'existence constante de l'hymen chez la vierge. Il déclare « l'avoir recherché à plusieurs filles mortes à l'Hôtel-Dieu de Paris, âgées de trois, quatre, cinq et jusqu'à douze ans, et jamais, dit-il, je ne l'ay pu apercevoir, fors (excepté) à une jeune fille âgée de dix-sept ans, qui estoit accordée en mariage, et sa mère sçachant que sa fille avoit quelque chose qui pouvoit empescher estre appelée mère, me pria la voir, en laquelle trouvay une membrane nerveuse de l'épaisseur d'un parchemin fort délié qui estoit au-dessous des nymphes, immédiate-

---

1. Dr J. Pech (*Journal des Praticiens*, 17 janvier 1920).
2. *OEuvres complètes d'Ambroise Paré*, par J. L. Malgaigne, t. II, 74. Paris, 1840.

ment après le conduit où les femmes pissent, ayant un petit trou par où ses mois se pouvoient escouler. »

Ambroise Paré raconte qu'il consulta sur cette question M. Alexis, premier médecin de la royne, homme d'honneur et estimé entre les gens doctes. Auquel il dit qu'il n'avait vu l'hymen qu'une fois. Alexis lui répondit qu'en effet l'hymen existait rarement. A l'appui de son dire, le premier médecin de la reine cita l'opinion de Realdos Colombus, sur une membrane appelée des anciens *hymen*, laquelle, quand elle s'y trouve (toutefois se trouve rarement), empesche l'entrée de la verge de l'homme. »

Et A. Paré de conclure :

« On trouve cette pannicule hymen rarement; et lorsqu'on le trouve, on le peut dire estre contre nature, par quoy n'en faut faire règle certaine ni universelle ».

L'auteur cite, à ce propos, une coutume des habitants de Fez :

« Si tost que l'espoux et l'espouse sont parvenus en la maison, s'enferment tous deux en une chambre, où ils demeurent cependant que le festin s'appreste; il y a une femme dehors, attendant jusqu'à tant que le mari ayant défloré l'épouse, tend un petit linge mouillé d'icelle à la femme qui est à la porte l'attendant, qui, tenant ce drapeau entre les mains, s'en va criant à ceux qui sont invités, à haute voix, que la fille estoit pucelle : par quoy on les fait banqueter. Mais si, de malheur, elle n'estoit trouvée n'ayant jetté le sang, elle est rendue par le mari au père et à la mère, qui en reçoivent une grande honte avec et que les invités s'en retournent l'estomach creux, sans donner un coup de dent ».

A. Paré signale le truc de certaines « meschantes maquerelles et impudentes qui ont accoustumé vendre filles pour pucelles », en administrant des injections astringentes[1] », puis mettent profondément au col de leur matrice une éponge embue en sang de quelque beste, ou en remplissent quelque petite vessie..., et alors que l'homme vient avoir compagnie d'icelles,

[1]. Voici une recette donnée dans le *Petit Albert*, qui n'est qu'un abrégé du célèbre traité *De secretis virorum et mulierum*, attribué à Albert le Grand, et qui a été traduit et imprimé en français, vers la fin du quinzième siècle, sous le titre de : *Les Secrets des femmes et des hommes*.

« Prenez térébenthine de Venise demi-once, un peu de lait provenant des feuilles d'asperges, un quart d'once de cristal minéral infusé dans un jus de citron ou jus de pommes vertes, un blanc d'œuf frais avec un peu de farine d'avoine ; de tout cela faites un bolus qui ait un peu de consistance, et vous le mettrez dans la nature de la fille déflorée, après l'avoir seringuée avec du lait de chèvre, et ointe de pommade de blanc rasis. Vous n'aurez pas pratiqué ce secret quatre ou cinq fois, que la fille reviendra en état de tromper la matrone qui la voudroit visiter. L'eau d'espargoute, distillée avec du jus de citron, étant seringuée plusieurs jours de suite dans la nature de la fille, produit le même effet, en oignant la partie avec pommade, comme il est dit ci-devant ». On ferait un livre entier de tous les ingénieux procédés qu'on mettait en pratique pour faire disparaître les traces de la défloration virginale.

Dans un *Recueil de diverses pièces comiques, gaillardes et amoureuses*, imprimé à Amsterdam, sous la rubrique de Paris, en 1671, l'auteur nous fait le portrait d'une « vieille courtière chez son hôtesse du rempart de la Porte du Temple, et il nous fait de nouveau le portrait de cette *vieille couratière d'amour*, nommée Nanine Ragonde, « des plus expérimentées dans le commerce, dit-il, et qui, pour bien trafiquer, avoit choisi une maison tout achalandée dans un quartier où il ne passoit jamais d'honnestes gens que par gageure ». Voici le portrait moral de la dame :

« Elle se mesloit de deviner, faisoit prester de l'argent, traitoit des mariages et s'entremettoit de revendre particulièrement des filles, dont elle avoit toujours chez elle un grand nombre, sur la virginité desquelles ayant déjà tiré le premier tribut, elle levoit encore tous les jours de nouveaux impôts, car cette rusée maquignonne les sçavoit si bien raccomoder, avec l'alun de roche, le sel de Saturne, la *consolida major* et autres ingrédients dont elle composait de subtils astringeants, qu'elle les vendoit plus d'une fois pour pucelles. Cependant, elle ménageoit si bien son commerce, que le filou, qui ordinairement porte l'épouvante en de tels lieux, faisoit plus tost aller de l'eau au moulin que de la tarir, de sorte que le bourgeois y pouvoit vivre en liberté. »

On trouvera d'autres recettes dans l'*Ami des Femmes*, de P. J. M. de St-Ursin, pp. 375 et s. Elles conviendront surtout dant le cas

font les resserrées, crians comme si on les dépucelloit, ou qu'on leur fist une douleur extrême. »

Mauriceau[1] partage l'opinion d'Ambroise Paré. Il affirme que l'hymen n'existe pas. « Si (comme dit fort bien Dulaurens) cette membrane se trouve en quelques femmes, il est très certain que c'est contre le dessein de nature, puisque cela ne se rencontre pas même aux fœtus féminins. » Mauriceau déclare qu'on ne peut guère être sûr et certain de la virginité d'une femme.

« Car, écrit-il, souvent la trace et la voye du membre viril est aussi difficile à reconnaître en la femme, que celle de ces trois choses dont il est parlé dans l'Ecriture, au 30ᵉ chap. du livre des *Proverbes*, qui sont : *Via aquilæ in cœlo, via colubri super petram, via navis in medio mari*, la voye d'un aigle en l'air, la voye d'une couleuvre sur une pierre, la voye d'un navire au milieu de la mer. C'est pourquoi il est dit ensuite : *talis est via mulieris adulteræ* : telle est aussi la voye de la femme adultère. »

Jacques Guillemeau, médecin ordinaire du Roy et accoucheur renommé de son époque, a laissé un traité d'accouchements dont une édition porte la date de 1621. Voici ce qu'on lit au chapitre 39, intitulé : *Des filles qui de leur naissance n'ont point leur nature percée.*

« Il y a des filles qui naissent sans que le conduict de leur nature soit percée : ce qui leur advient pour quelque membrane qui est située en cette partie, laquelle leur bouche et ferme leur conduict; car, à la vérité, il ne s'en trouve aucune qui n'ait un conduict naturel : mais pour ce qu'il se rencontre

suivant, qui ne peut décemment s'exprimer qu'en latin : « *Si mulieres sint nimium dilatatæ, quod accidit tum propter frequentis coitus, debent mulieres tunc uti sequentibus remediis....* » **Suit** l'énumération des drogues à employer.

1. *Traité des maladies des femmes grosses*, t. I (Paris, 1712), 38

quelque chose qui bouche l'entrée d'iceluy, l'on dict qu'elles n'ont leur nature percée. Cette membrane n'est pas toujours située en mesme lieu, ny d'une mesme figure et composition, ny de la mesme matière : car à aucunes elle est aux bords du conduict naturel, et se void facilement, aux autres elle est placée plus avant, proche de la bouche intérieure de la matrice.

Pour le regard de la figure, aucunes sont percées par le milieu : les autres sont trouées comme un crible, et les autres ne le sont point.

Touchant la matière, les unes sont membraneuses et les autres sont charneuses : mais celles qui viennent de la naissance sont plustost membraneuses que charneuses.

Celles des petits enfants se guérissent en cette sorte : premièrement il faut bien considérer et prendre garde attentivement où elle est assise et située : car infailliblement celles qui sont profondes sont plus difficiles et hazardeuses que les autres.

Mais comme elle est aux bords et lèvres du col extérieur de la matrice et qu'elle se void manifestement, il serait très nécessaire que le chirurgien (incontinent après avoir fait situer la petite fille bien et deuëment) coupe et trenche avec la bistorie ladicte membrane, directement par son milieu sans profonder plus avant. Incontinent après que l'incision sera faite, il y mettra un peu de charpy sec, afin qu'elle ne se reprene. Et les jours ensuivants usera d'un petit onguent disiccatif, lequel sera mis, avec petits linges bien déliés, entre la membrane incisée comme ci-dessus est dit.

De différer l'opération jusques à ce que la fille soit plus âgée, cela seroit plus dangereux avec le temps : ce qui a esté remarqué par ARISTOTE, livre 4, chap. 4 de *generat. Animal.*, etc. »

Ainsi était-il enseigné (et pratiqué) en ce temps-là, de dépuceler les filles à la naissance. On comprend dès lors qu'il devait être rare de rencontrer des membranes hymens intactes.

DIONIS, appelé à parler des véritables signes du pucelage, s'exprime ainsi :

« Je ne prétends pas nier qu'il n'y ait quelque marque de

virginité; que la première copulation ne donne souvent de la peine à l'un et l'autre sexe; qu'il ne s'y puisse répandre quelques gouttes de sang; et que les vierges ne ressentent un peu de douleur dans la première copulation; mais je ne crois pas que cela arrive, comme on le prétend, par la rupture et le déchirement d'une membrane imaginaire, y ayant bien plus lieu de croire que c'est par l'effort que la verge fait pour entrer, en forçant les caroncules myrtiformes, et en rompant et divisant les petites membranes qui les tiennent jointes ensemble, ce qui rend cette ouverture fort étroite : voilà en quoi consiste la véritable marque de pucelage. Il n'arrive pourtant pas toujours que toutes les filles donnent ces faibles témoignages de leur vertu, y en ayant chez qui la nature a épargné cette petite douleur, en disposant ces caroncules de manière que la verge peut entrer sans faire effort, quoiqu'elles aient toujours été fort sages ; et ainsi on ne doit pas être si prompt à décider sur l'honneur des filles, puisque d'ailleurs, ni l'étrécissement du vagin, ni le linge taché de sang ne sont pas des marques de défloration. »

GRAAF paraît admettre une membrane dans les jeunes filles, mais il prétend qu'elle s'évanouit à mesure qu'elles avancent en âge. »

SEVERINUS PINÆUS (Séverin Pineau), qui a donné un traité des signes de la virginité (*de notis virginitatis*), et qui admet l'existence de l'hymen, assure que la membrane dont il est question s'humecte, s'amollit, se dilate et s'élargit facilement, lorsqu'une fille est dans le flux périodique.

« Qu'elle peut admettre un homme aussi facilement qu'une femme qui aurait produit enfant sur terre, quoi qu'elle soit pucelle intémérée en sa pudicité. Mais le flux ayant cessé, la force contractile des parties les remet en tel état, que celui qui aura eu sa compagnie ne pourra récidiver sans la rupture, l'infraction de l'hymen, sans une effusion de sang, en un mot sans faire une défloration complète[1]. »

1. Article du D'' J. PECH (*Journal des Praticiens*, 17 janvier 1920).

*
* *

D'après notre confrère Locard (de Lyon)[1], il n'y a guère que deux hypothèses qui puissent expliquer les hésitations des anciens anatomistes au sujet de l'existence de l'hymen. Quelques-uns ont dit, avec Haller, que c'était pour avoir mal disséqué, ou pour ne pas avoir disséqué du tout, que Varole, Ambroise Paré, Oribazius, du Laurens, de Graaf, et tant d'autres n'avaient pas trouvé l'hymen d'une façon constante chez les vierges. Or, tous ces médecins ont été de bons observateurs, la lecture de leurs œuvres le démontre amplement, et tous affirment s'être livrés à des recherches anatomiques. Du reste, comment admettre que de Graaf, pour n'en citer qu'un, ne disséquait pas, ou disséquait mal?

D'autres, plus respectueux pour leurs devanciers, font intervenir les mœurs de l'époque, « époque où le libertinage était monté du repaire des ribaudes jusqu'au palais des rois de France ». Mauvaise raison encore : Paré, de Graaf, ont recherché l'hymen sur des enfants nouvellement nés.

Il semble, en réalité, que ce débat se réduise à une simple question de mots. Paré, de Graaf et tous les autres proclament bien haut que l'hymen est une anomalie; mais, en même temps, ils donnent des parties génitales de la vierge une description telle, qu'il reste évident que, s'ils n'admettaient pas le mot, ils admettaient la chose. Fait plus étrange encore, chez beaucoup d'entre eux, cette description est plus con-

---

1. Cf. *Les Crimes de sang et les Crimes d'amour au XVIIe siècle*, 109 et s.

forme à la réalité des faits, que bien des descriptions données par des auteurs pour qui l'existence de l'hymen est indiscutable.

Mais le pourquoi de ce long débat, alors? C'est que, dans l'esprit de beaucoup, l'hymen est une membrane qui, ne possédant pas d'orifice, ou ayant une consistance fibreuse, empêchait, selon les cas, ou les rapports sexuels, ou l'écoulement des menstrues. N'avaient-ils pas raison, alors, ceux qui déclaraient que l'hymen était une monstruosité, nous dirions aujourd'hui une anomalie?

****

Quelle est donc, se demande Elie Metchnikoff[1], l'utilité de l'hymen pour la femme?

Wiederscheim avoue que « le rôle originel de la partie qui se trouve à l'entrée du vagin et qui est désigné sous le nom d'hymen, n'est pas du tout éclairci ».

L'atrophie de l'hymen, après la défloraison, n'empêche en rien l'acte sexuel; l'intégrité de cet organe constitue, au contraire, souvent, un obstacle désagréable et gênant. Aussi, chez beaucoup de peuples, on cherche à débarrasser les fillettes de leur hymen le plus tôt possible.

Dans certaines régions de la Chine, on fait la toilette des enfants du sexe féminin d'une façon tellement minutieuse et complète, que bientôt il ne reste plus que des traces de l'hymen. Aussi, beaucoup de Chinois, même parmi les médecins, ignorent jusqu'à l'existence de cet organe.

1. *Etudes sur la nature humaine*, t. I, ch. V, 105-108.

Le même fait a été observé aux Indes anglaises. Chez certains Indiens, au Brésil (de la tribu des Machacuras), les vierges, dans le sens européen du mot, n'existent pas du tout, car les mères détruisent l'hymen de leur fille bientôt après leur naissance.

Chez les indigènes du Kamchatka (les Itelmènes), il est considéré comme signe de très mauvaise éducation de se marier avec un hymen intact. Pour éviter cette humiliation, les mères détruisent avec les doigts l'hymen de leur fille[1].

D'un autre côté, chez certains peuples, pour obvier à l'inconvénient que présente l'hymen, on s'adresse à des spécialistes qui se chargent de le perforer.

Autrefois, chez les Bisaires, indigènes des Philippines, il y avait « des officiers publics[2], et même très bien payés, pour ôter la virginité aux filles, parce qu'elle était regardée comme un obstacle aux plaisirs du mari. »

Un usage analogue existait chez les Néo-Calédo-

---

1. Ce fait, ainsi que les précédents, ont été empruntés à l'ouvrage de Ploss-Bartels. *Das Weib*, 7ᵉ édition, 1902, t. I, 228-229.

2. Les habitants des côtes maritimes, qui avaient des relations plus fréquentes avec les étrangers, abandonnaient à ceux-ci l'acte impur de la *défloraison*; dans l'intérieur du pays, les prêtres se chargeaient de cette besogne pour les gens de qualité. Le roi de Calicut, sur la pointe méridionale du Malabar, donnait à son prêtre principal une récompense de 500 écus, pour dénouer à ses femmes la ceinture, au nom de la divinité. D'autres classes recouraient à une idole particulière, un Priape ou un Lingam. Plus tard, on parut souvent avoir méconnu le principe de cette coutume : on croyait seulement que le fiancé n'avait pas droit à la défloraison; on ne la regardait que comme une affaire d'honneur; et c'est ainsi que les fiancées se livraient d'abord aux invités à la noce, comme chez les Nasomanes, en Afrique[a] et dans les îles barbares[b], en accordant toutefois la préférence à la vieillesse.

a) Hérodote, lib. IV, cap. 172; Pompon. Mela, lib. I, cap. 8, § XXXV.

b) Diodorus sic., lib. V, cap. 18.

niens, au sujet desquels Moncelon remarque que la virginité est peu prisée :

« Chose fort curieuse, j'ai eu la preuve, dit cet explorateur, que, lorsqu'un mari ne peut ou ne veut déflorer sa femme, il trouve, en payant, certains individus qui s'en acquittent à sa place. Ce sont des perceurs attitrés. »

On voit, par ces exemples, dont la liste pourrait être facilement allongée, que cette acquisition, si particulière à l'espèce humaine, qu'est la membrane hymen, ne représente vraiment pas un organe utile, dans le sens physiologique du mot.

Il est vrai, poursuit E. Metchnikoff[1], que, chez beaucoup de peuples, parmi lesquels il faut surtout mentionner les peuples chrétiens et musulmans, la présence d'un hymen intact joue un rôle très important, mais dans un sens pour ainsi dire médiat.

Ce sont les anciens Juifs qui ont commencé à attacher une valeur particulière à la virginité. D'après la loi mosaïque, lorsque, au moment du mariage, la jeune fille ne sera point trouvée vierge, « alors ils (les anciens de la ville) feront sortir la jeune fille à la porte de la maison de son père, et les gens de la ville l'assommeront de pierres, et elle mourra, car elle a commis une infamie en Israël, comme étant impure dans la maison de son père » (*Deutéronome*, XXII, 20, 21).

Les religions issues du judaïsme ont adopté une manière de voir analogue, quoique beaucoup moins

1. *Etudes sur la nature humaine*, loc. cit.

sévère et rigoureuse. Chez plusieurs peuples chrétiens, on exige des preuves réelles de la virginité des filles qui se marient, en étalant le linge taché par le sang provenant de la rupture de l'hymen[1].

Chez la plupart des peuples musulmans de l'Orient, on montre aux amis et aux parents le linge de la nouvelle mariée, en témoignage de sa virginité au moment du mariage[2]. Seulement, la défloration se fait souvent, non pas pendant l'acte sexuel, mais tout à fait indépendamment de lui.

Les Arabes et les Coptes, ainsi que les indigènes d'Egypte, perforent l'hymen avec le doigt, entouré d'un linge en toile, et cette opération est pratiquée, non par le mari, mais par une matrone, spéciale-

1. « En Chine, le jour où ont lieu les premiers rapports, la belle-mère remet à sa bru un morceau de soie blanche qui, quelques heures après, doit être rendu maculé de sang : celui-ci est, pour les Chinois, la preuve palpable de la déchirure de l'hymen. Cet intéressant oripeau est montré, par la belle-mère, à toute la famille et les parents se congratulent mutuellement. Mais si la fille n'est plus vierge, des difficultés commencent. Beaucoup de maris et parents transigent, moyennant finances, données par le père de l'épousée. Quelquefois, cette dernière est renvoyée dans sa famille : c'est pour elle une humiliante et honteuse « perte de façon », qui peut se juger par le poison ». J. J. MATIGNON, *Superstition, crime et misère en Chine*, 109.

2. A Paris, on allumait des flambeaux même en plein jour, et la mariée les recevait couchée sur un lit de parade. Cette dernière circonstance se rattachait probablement à une ancienne coutume, fort répandue, au moins en Angleterre : on y voulait faire croire que la consommation du mariage avait été assez complète, pour que la santé de la malade en eût été assez altérée; et, à titre de témoignage, elle restait couchée jusqu'au quatrième jour. C'était, avec des formes plus décentes, la même pensée que ces exhibitions plus ou moins sincères de linge qui avaient lieu autrefois dans le royaume de Naples le lendemain matin, et se font encore aujourd'hui chez les Berbères » EDELESTAND DU MÉRIL, *Etudes sur quelques points d'archéologie et d'hist. littéraire*, pp. 76-77.

ment appelée dans ce but (PLOSS-BARTELS, 1. c., I, 489).

***

D'après une description du royaume de Cambodge, à la fin du XIIIᵉ siècle, dont l'auteur est un officier chinois et qui a été traduite par Abel RÉMUSAT, un véritable *droit du seigneur* était établi en ce pays : un prêtre de Bouddha se chargeait d'enlever leur virginité aux jeunes filles, avant qu'elles fussent mariées. Cette fonction se nomme *Tchin-Chan* (Strati dispositio). La chose se passait en grande solennité, et comme une cérémonie dont personne ne s'offusquait. Cédons la parole à l'écrivain traduit par A. Rémusat :

« Chaque année, à l'époque qui répond à la quatrième lune de la Chine, l'officier du lieu fait publier le jour qui a été choisi pour le *tchin-chan* et avertit ceux qui ont des filles à marier de venir d'avance lui déclarer leur intention. L'officier leur donne un grand cierge, sur lequel on fait une marque, et le temps de la nuit qui s'écoule jusqu'à ce que la flamme du cierge ait atteint la marque, est le temps fixé pour le *tchin-chan*. Un mois, quinze jours ou dix jours avant l'époque, le père et la mère choisissent un prêtre de *Fo* ou un *tao-see*, suivant le monastère qui se trouve dans le lieu où ils habitent. Il y en a aussi quelques-uns auxquels on a recours de préférence dans des occasions semblables. Les riches obtiennent habituellement la préférence, et les pauvres n'ont pas le choix. Une maison riche fait, en ce cas, des présents de vin, de riz, de toiles, de vases d'argent et autres choses, qu'on peut évaluer à 200 ou 300 onces d'argent (1.500 à 2.400 francs). La difficulté de se procurer des présents nécessaires est la cause que les filles pauvres attendent parfois quelques années. Il y a des gens qui donnent aux filles pauvres de l'argent pour le *tchin-chan*, et cela est regardé comme une bonne œuvre, car dans une année un prêtre ne peut satisfaire qu'une seule fille, et s'il voulait accorder davantage on ne lui permettrait pas. Cette nuit, on fait venir des musiciens, on prépare un grand festin, on assemble les parents et les voisins. On attache au dehors de la porte un pavillon, où sont peintes des figures d'hommes et d'animaux, au nombre de dix, quelquefois de trois ou quatre seulement. Cela paraît être un ancien usage. Au bout de sept jours, on va le soir, avec une chaise à porteurs, un parasol, des tambours et la musique, au-devant du prêtre, et on l'amène à la maison. On construit deux dais avec des étoffes de diverses couleurs; on fait asseoir la fille sous l'un et le prêtre sous l'autre. On ne peut entendre les paroles de celui-ci, à cause du bruit des tambours et de la musique. Pour cette nuit, il n'est contenu par aucune défense, mais comme il n'est pas permis à un Chinois d'assister à cette cérémonie, je ne sais ce qui en est. Au moment où le jour va paraître, on reconduit le prêtre, avec la chaise, le parasol, le tambour et la musique. Il faut encore lui faire des présents d'étoffes et d'autres choses du même genre, pour racheter la personne de la fille; sans cela, elle resterait en sa possession, et elle ne pourrait en épouser un autre. Avant cette cérémonie, le père et la mère dorment dans le même lieu que leur fille, mais ensuite ils couchent dans une chambre séparée : ils n'ont plus de droits sur elle, elle est entièrement émancipée.

La nuit du *tchin-chan*, il y a quelquefois dans la ville plus de dix maisons où se pratique à la fois la même cérémonie. Les prêtres et les *tao-see* qu'on reconduit se rencontrent dans la rue, et on entend de tous les côtés le bruit des tambours et de la musique[1]. »

Ce trait des mœurs de l'Extrême-Orient n'était-il pas digne d'être signalé? L'usage du *tchin-chan* persiste-t-il encore plus ou moins modifié dans le Cambodge, pays sur lequel s'étend aujourd'hui le protectorat de la France? Nous l'ignorons.

---

1. *Intermédiaire des chercheurs et curieux*, 1875, col. 530 et s.

Hymens persistants.

L'hymen n'est pas toujours rompu après l'acte sexuel. Budin a compté environ 17 0/0 de cas où cette membrane est restée intacte chez des femmes primipares. Sur 75 femmes accouchées pour la première fois, il a, dans treize cas, observé l'intégrité de l'hymen.

Nous lisons dans le *Traité de Médecine légale*, par F. E. Fodéré (t. I, 389-390), le curieux fait ci-dessous :

« A Paris, rapporte Fabrice, sur le pont au Change, un orfèvre avait épousé une jeune et honnête fille, avec laquelle, quoiqu'il l'eût approchée plusieurs fois, il n'avait jamais pu consommer à son gré le mariage, parce qu'elle ne pouvait le recevoir qu'en témoignant beaucoup de peine et de douleur; le mari se voyant empêché, et ne voulant pas contraindre davantage son épouse, forma sa demande en cassation de mariage, nonobstant *qu'elle témoignât qu'elle était enceinte.* Plusieurs chirurgiens habiles ayant été chargés de la visiter et de reconnaître la nature de l'obstacle, ils trouvèrent une membrane dure et calleuse placée devant le col de la matrice (les anciens prenaient le vagin pour le col de la matrice), et cependant percée de divers petits trous. Ils incisèrent cette membrane et ils réussirent si bien, que le mari, content de ne plus trouver d'obstacle, ne songea plus à la dissolution du mariage. Son épouse, six mois après l'opération, *mit au monde un enfant mâle, à terme, et vigoureux*[1].

A remarquer que la grossesse eut lieu malgré la présence de l'hymen, et ce n'est pas l'unique exemple de cette nature.

Nysten a consigné, à cet égard, dans le *Journal de*

---

1. Gullielm. Fabrit., *Observ. chirurg.*, cent. 3, observ. 60, exempl. 2.

médecine, l'observation d'une grossesse de l'ovaire chez une fille de treize ans ; cette observation, très singulière, avait encore de rare et d'extraordinaire, outre l'âge de la jeune fille : 1° le défaut absolu de menstruation ; 2° l'existence de la membrane hymen, et le resserrement excessif de l'orifice du vagin, qui permettait à peine l'introduction du petit doigt ; 3° l'état d'enfance où se trouvaient les organes génitaux, tant extérieurs qu'intérieurs (excepté le clitoris), le bassin, ainsi que les mamelles[1].

*
* *

Le Dr Marx a publié[2] trois cas fort intéressants de persistance de l'hymen, chez une mère et ses deux filles, après quelques années de mariage pour toutes les trois et, pour deux d'entre elles, après fécondation et grossesse. C'est surtout au point de vue de l'hérédité que ces cas sont curieux : jamais observations semblables n'avaient été jusqu'alors signalées.

A cette occasion, le Dr Marx trace un rapide historique de la quèstion des hymens persistants, bien qu'ils n'aient aucun rapport avec ses trois cas similaires familiaux.

Ce sont d'abord les cas de CHABERT (fille violée une fois, menant une grossesse à terme avec un hymen intégral) ; et de CASPER (hymen persistant, après rapports réguliers et accouchements).

Le Dr SAINT-CLAIR, de Glasgow (*Med. Journal*,

---

1. *Journ. de médec.*, par MM. CORVISART et LEROUX ; brumaire an II, 144 et suiv.

2. *Revue de thérapeutique*, 1re séric, 1907 (n° 23).

1873), publie l'observation d'une femme de 43 ans, mariée à 22 ans, présentant un hymen fermé, persistant ; et aussi, l'observation d'une jeune femme de 30 ans, mariée à 20 ans, avec hymen intact, fermé, percé, étroit, élastique et rebondissant.

PARENT-DUCHATELET cite des cas de prostituées avec hymen intact. TAYLOR rapporte également des cas de femmes se livrant à la prostitution depuis sept, huit et onze ans, à hymen persistant : l'une, dit-il, avait un hymen dur et cartilagineux. BAUDELOCQUE relate le cas d'une femme qu'il allait accoucher, et dont l'hymen fut déchiré par la tête du fœtus.

MARTINELLI (1872), dans les *Annales d'hygiène et de médecine légale*, donne l'observation d'une femme de 30 ans, en travail, chez laquelle le fœtus poussait, à 3 centimètres de la vulve, un cul-de-sac imperforé. Cette femme était mariée depuis dix ans.

BUDIN (*Obstétrique et Gynéc.*, 1886) dit qu'à la Clinique d'accouchement, il observa, en trois mois, sur 75 primipares, 13 cas d'hymen intact, à bords souples et sans déchirures, laissant pénétrer sans obstacles trois doigts.

DESTAREL (thèse 1890) publie 47 exemples d'hymen intact chez des femmes enceintes. STOLZ (de Strasbourg) a cité le cas d'une femme qui garda son hymen en forme de diaphragme lâche après son premier accouchement, mais qui le vit céder pendant le deuxième.

BUDIN a trouvé, en 1879, une fille publique de 22 ans, syphilitique, enceinte de sept mois, qui, pendant cette première grossesse, garda l'hymen intact. Elle accoucha, à sept mois, d'un fœtus mou, macéré, et conserva son hymen intact.

De toutes ces observations, le Dr Marx conclut : 1° que, dans les cas de persistance de l'hymen après la fécondation, celle-ci a pu se faire de deux façons : soit par la pénétration de la liqueur séminale à travers l'orifice de l'hymen dans un coït vestibulaire ; soit après pénétration de la verge dans le canal vaginal, sans rupture d'un hymen élastique ; 2° que, après grossesse et, bien plus, même après accouchement, certains hymens, par leur élasticité, peuvent se laisser distendre, pour reprendre ensuite leur apparence normale antérieure.

En somme, le sort de l'hymen devant les rapports dépend de sa constitution. Les hymens fournissant de nombreuses plicatures ; les hymens à lambeaux, à orifices larges, à bords bas, lâches, extensibles, peuvent ne pas se déchirer ; ceux à petits orifices et à structure ferme se rompent[1].

Un cas d'hymen double.

Une jeune paysanne de vingt ans, d'une santé florissante, réglée depuis l'âge de quinze ans et récemment mariée, vient à l'hôpital avec son mari, parce que les premières tentatives de coït ont été infructueuses et douloureuses. Examen fait, M. OLÉNINE, de Tambov, trouve un hymen épaissi, charnu, présentant à sa partie supérieure un orifice qui permet l'introduction du petit doigt seulement ; il pratique le toucher par cette ouverture, et se bute contre une seconde membrane, plus molle que la première, fermant le vagin dans son tiers postérieur.

1. *Courrier médical*, avril 1908.

Une incision cruciale de l'un et de l'autre obstacles rend la femme à la vie génitale.

Les cas d'hymen double véritable sont, on le sait, très rares. Ce fait est donc intéressant à signaler (*Vratch*).

Signes de la virginité autres que l'hymen.

On employait, au moyen-âge, un singulier moyen pour reconnaître la chasteté des filles. En 1251, Robert Grosse-Tête, évêque de Lincoln, inspectant les monastères de son diocèse, et étant venu aux couvents de religieuses, « eut recours à un expédient que j'ai honte d'écrire, dit Mathieu Paris. Il leur fit presser les mamelles, afin de s'assurer, par là, si elles avaient gardé leur virginité. »

En 1383, un enfant nouveau-né, ayant été retiré d'un abreuvoir, à Abbeville, on assembla toutes les filles de la ville, et, pour savoir et atteindre la vérité du cas, on leur fit sacquier (mettre à nu) leurs mamelles. La coupable fut ainsi découverte et brûlée vive[1].

* ** *

L'examen des urines était estimé fertile en renseignements précieux : Codronchius montre que la vierge a l'urine plus claire parce que, chez les femmes mariées, les voies génitales laissent échapper quantité de débris organiques, qui vont faire dans l'urine un sédiment épais.

Pour Forestier, la vierge « urine involontairement,

1, L. Lalanne, *Curiosités des Traditions*, 439-440

après avoir perçu le parfum de la plante appelée
patience, laquelle on aura jettée sur des charbons
allumés. »

Pour ALBERT LE GRAND, la fleur de lis jaune, pulvé-
risée, fait uriner aussitôt une femme déflorée.

Depuis PLINE, la tradition s'était conservée que la
vierge n'urine pas « après avoir pris intérieurement
ou reçu en parfum la poudre de jays. »

Le résultat était le même avec le xyloaloès et
l'électrum ou ambre[1].

* * *

DEVAUX déclare que le seul signe qu'il considère
comme certain, c'est l'étroitesse du vagin, produite
par la conjonction des caroncules myrtiformes ; et
encore, ce signe disparaît-il quand la conjonction
des caroncules est détruite par le flux menstruel, les
fleurs blanches, les attouchements. Seulement, qu'est-
ce que les caroncules ? On entend aujourd'hui par ce
terme les débris de l'hymen détruit ; cela cadre assez
mal avec l'usage que veut en faire Devaux, pour la
constatation de la virginité.

L'étroitesse du vagin chez la femme qui n'a pas
connu de mâles (*quæ virum non expertæ sunt*), était,
en dernière analyse, le meilleur moyen, pour les
experts du XVIIᵉ siècle.

De l'étroitesse considérée comme caractère de virginité découle un autre signe : l'hémorragie par le

---

1. E. LOCARD, *Le XVIIᵉ siècle médico-judiciaire*, 300-301.

coït déflorateur. Et ici, on peut s'étonner de l'incrédulité des chirurgiens.

Le *Deutéronome* ne condamnait-il pas à la lapidation l'épouse qui n'avait pas taché les draps de son sang pendant la première nuit de noces ? DEVAUX répond que le livre saint ne peut pas avoir tort, mais que, chez les Israélites, les unions avaient lieu entre douze et quinze ans, et que si les mariages se faisaient à cet âge-là en France, il y aurait du sang versé.

FORTUNATO FIDELIS fait remarquer qu'il y a des femmes étroites qui saignent non pas seulement à la défloration, mais après les cinq ou six premiers coïts; et même, que certaines veuves qui n'ont pas eu de rapports sexuels depuis longtemps saignent quand elles veulent coïter de nouveau. Est-ce dans ce sens que la courtisane MARION DELORME pouvait dire :

> Ton amour m'a refait une virginité?

La douleur que la femme souffre dans le premier combat, signe considéré comme excellent par Devaux, est passible des mêmes objections que le précédent.

*
* *

C'est à AVERROES que les experts ont emprunté la notion de l'effacement des plis de la vulve par la fréquence du coït; constatation qui ne s'applique pas, par conséquent, au viol. RIOLAN observe, en outre, que chez les femmes qui ont beaucoup forniqué, les poils sont frisés; tandis que les vierges les ont tombants et lisses.

Séverin Pineau fait remarquer l'augmentation de capacité du vagin *in corruptis quam in virginibus.*

***

Albert le Grand avait déjà constaté que « les pucelles ayant la vulve toujours fermée, les autres pas, les premières lancent leur urine plus haut et plus loin. »

Enfin, l'état général, l'habitus, était considéré comme pouvant fournir des indications utiles.

Chez les déflorées, dit Devaux, « la voix grossit, les ailes du nez sont flasques et molles[1], les mamelles se gonflent par l'abord du lait qui les remplit » ; et Zacchias : « chez les vierges, les chairs sont plus dures et plus élastiques, elles sont plus colorées de visage, ce qui explique l'histoire de Démocrite, disant d'une jeune fille qu'elle était vierge, et le surlendemain la saluant du titre d'épouse, parce que, à la couleur de son visage, il avait reconnu qu'elle avait été dépucelée la nuit précédente. Les seins étaient fermes, avec les mamelons rouges et non noirs ; la voix enfin, plus musicale et plus douce[2]. »

---

1. « On dit aussi, que à l'instant que les garçons ou les filles perdent leur pucellage, le bout du nez s'entr'ouvre : et que depuis on y trouve manifeste séparation des deux cartillages. Mais c'est une baye. Car la division y est toujours.... » Laurent Joubert, *La première et seconde partie des Erreurs populaires touchant la médecine et le régime de santé....* A Paris, chez Claude Micard, 1587, première partie, liv. V, chap. IV, 201 ; cf. *Chron. méd.*, 15 janvier 1914.

2. E. Locard, *Les Crimes de sang et les Crimes d'amour au XVIIe siècle*, passim,

* * *

Nicolas Venette a soutenu, avec preuves à l'appui, que la présence du lait n'indiquait point qu'une fille avait cessé d'être vierge :

« Si le sang des règles cesse de couler à une fille, dit-il, ce sang remontant aux mamelles se change en lait, selon le sentiment d'Hippocrate. Mais ce qui est encore plus remarquable, sur ce sujet, c'est que le Syrien, d'Alexandre Benoit, et le soldat Benzo, de Cardan, avaient tous deux du lait, bien qu'ils fussent des hommes robustes.

« Dans l'Orient d'Afrique, du côté de Mozambique, et au pays des Cafres, si nous en croyons les historiens, plusieurs hommes nourrissent leurs enfants du lait de leurs mamelles. Sur cela on n'a qu'à lire Théophile Bonnet, qui nous fournit plusieurs histoires d'hommes et de filles vierges qui ont eu du lait. Mais sans aller si loin mendier des preuves de ce que je dis, une histoire fameuse, arrivée en cette ville de La Rochelle, est seule capable de convaincre sur cela les plus opiniâtres.

« L'an 1670, Mme La Pérère fut obligée de s'embarquer à Saint-Christophe pour venir en France, afin d'éviter les désordres d'une guerre qui s'allumait entre les Français et les Anglais de cette île. Elle amena avec elle une négresse de 16 ou 18 ans. Cette dame avait une petite fille de deux mois, à la mamelle. Après avoir mis à la voile précipitamment, elle s'aperçut que la nourrice était restée à terre, et fut obligée de nourrir son enfant avec du biscuit, du sucre et de l'eau dont elle faisait une soupe. Cette enfant ne se contentait pas de cet aliment. Elle incommodait par ses cris tout l'équipage, principalement pendant la nuit. Pour cela, on conseilla à la mère de faire amuser son enfant au téton de la jeune négresse, son esclave; mais l'enfant ne l'eut pas plutôt tétée pendant deux jours, qu'elle lui fit venir suffisamment de lait pour se nourrir. Au mois de mars suivant, elle retourna à Saint-Christophe avec son enfant de treize mois, qui avait toujours été nourri par le lait de la négresse vierge ».

Le signe du nez et le signe du cou.

Scotus prétendait reconnaître les vierges à la seule inspection de leur nez. On lit, en effet, dans sa *Physiognomonie* :

« Quand une fille au toucher, dit-il, est encore vierge, l'extrémité du cartilage du nez ne se partage point, mais on sent qu'il se sépare quand une fille est corrompue. »

Séverin Pineau soutient qu'un fil, « étendu depuis l'extrémité du nez jusqu'à la fin de la suture sagittale, du côté où elle se joint avec la lambdoïde, peut ensuite entourer le cou si la femme est vierge. »

C'est un procédé analogue que préconisait Musitan, de Naples. Voici sa recette :

« Prendre un fil double, entourer le cou, marquer l'endroit du fil jusqu'où s'étend cette mesure, l'y lier fortement; après cela, écarter la doublure du fil pour en former un cercle : si la tête n'y passe pas, la femme est vierge. »

Le procédé n'est pas nouveau : chez les Romains, on venait, avec un fil, mesurer le tour du cou avant et après les noces. Catulle n'a-t-il pas dit :

> *Non illam nutrix orienti luce revisens,*
> *Hesterno collo poterit circumdare filo.*

C'est-à-dire :

> Sa nourrice, le jour suivant,
> Prenant avec le fil de son cou la mesure,
> N'y fera la même ceinture
> Qu'elle y faisait auparavant.

Mercurius, qui croyait fermement à la réalité de

cette amplification du cou, l'explique par ce fait, que le coït attirait les esprits animaux de la tête au bas-ventre. Leur passage dans le cou dilatait les veines.

On parle beaucoup depuis quelque temps de relations physiologiques entre les glandes génitales féminines et la glande thyroïde : depuis des siècles, ces connexions étaient soupçonnées.

On sait, d'autre part, que, chez les Romains, lorsqu'une fille devait se marier, sa nourrice, en présence de personnes des deux familles, mesurait avec un fil le pourtour du cou. Le lendemain du mariage, en présence des mêmes personnes, elle passait le même fil autour du cou et si ce fil était trop court, elle s'écriait avec joie : « Ma fille est devenue femme! »

Le signe des abeilles.

Mais le signe le plus étrange est bien celui qu'on prétendait tirer du respect des abeilles, même les plus irritées, pour les jeunes filles vierges, et de leur acharnement contre les femmes fraîchement déflorées. VIRGILE, déjà, rapportait ce fait peu vraisemblable, dans le 4e chant des *Géorgiques*.

Les raisons d'ordre moral, fournies par VIRGILE, et tendant à démontrer que les abeilles, étant asexuées et se reproduisant par parthénogénèse, ont horreur de la fornication et de ceux qui s'y livrent, n'étaient plus de mise au XVIIe siècle, où la vie sexuelle de ces insectes était parfaitement décrite et connue. Aussi ZACCHIAS s'est-il mis en quête d'une autre explication. Il fait remarquer que la femme conserve après le coït un parfum particulier. ARISTOTE disait galamment une odeur de bouc; c'est sans doute cette odeur qui allèche ou irrite les abeilles et, en tout cas, les pousse à se précipiter sur la femme qui vient de subir les approches du mâle. L'explication est ingénieuse sans doute. Et qui sait[1]?...

Le signe de la déviation podalique.

Au résumé, existe-il un signe extérieur de la virginité? Il en existerait même deux, à entendre notre érudit confrère, le Dr Félix CHAVERNAC.

Un oculiste avisé reconnaît de loin un cataracté à son attitude, la tête penchée vers le sol, fuyant la lumière; il le distingue de l'amaurotique qui, au contraire, relève la tête, cherchant la clarté.

De même, le chirurgien reconnait un coxalgique « rien qu'en l'entendant marcher », suivant l'expression imagée de MARJOLIN; le médecin signale à distance un ataxique, qui s'annonce par sa démarche saccadée, etc. Pourquoi ne reconnaîtrait-il pas la virginité?

Le Dr Chavernac est prudent, toutefois; si, après une pratique cinquantenaire, il croit pouvoir, à première vue, faire un diagnostic, qu'il sait délicat entre tous, il s'empresse d'ajouter, « pour la tranquillité du genre humain », que son signe n'est ni constant, ni infaillible.

Mais ce signe, quel est-il? C'est le *parallélisme*

---

1. E. LOCARD, *Les Crimes de sang et d'amour au XVIIe siècle,* passim.

podalique : « le sacrifice consommé, nous dit-il[1], se traduit immédiatement à l'extérieur par un écart très prononcé de la pointe des pieds, c'est-à-dire par la disparition rapide du parallélisme podalique. »

Hélas ! de nombreuses, très nombreuses causes viennent souvent, de bonne heure, et aussi plus tard, dans la vie, modifier le parallélisme, peut-être même le détruire, tout au moins nous plonger dans le doute et l'incertitude sur sa valeur.

Ainsi, au moment de la naissance en présentation des pieds, une traction maladroite ou intempestive sur les membres inférieurs peut occasionner une luxation de la tête du fémur, qui aura pour effet de dévier la pointe des pieds en dehors de l'axe du corps.

Le maillot mal exécuté produira le même résultat.

Un coussin trop lourd, posé dans le berceau sur les pieds de l'enfant, amènera un commencement de déviation.

Mais c'est surtout à l'école que cette déviation prendra naissance : si la jeune fille ne se trouve pas bien assise, elle prend tout de suite une attitude vicieuse, qu'elle trouve plus agréable, ou plus commode : par exemple, elle croise les pieds l'un sur l'autre, la pointe en dehors ; les muscles qui président à ce mouvement d'abduction ne tardent pas à prendre une supériorité sur leurs antagonistes, et l'habitude contractée reste définitivement acquise.

La jeune fille est, naturellement, portée à écarter les genoux ; elle conserve, pendant l'adolescence, la difformité congénitale ou acquise de bonne heure à l'école, et souvent aggravée par une chaussure trop

1. *Les Signes extérieurs de la virginité*, par le Dr Félix CHAVERNAC. Aix, imprimerie S. Bourély, rue Thiers, 10, 1911.

étroite : ni les soins de la toilette, ni les exigences de la coquetterie n'arrivent à la corriger, car elle passe inaperçue.

Une autre cause de déviation podalique, l'eussiez-vous cru, c'est la danse! Les professeurs recommandant, en effet, à leurs élèves d'écarter la pointe des pieds; et ce que nous disons de la danse peut également se dire des autres sports auxquels s'applique la jeunesse féminine.

Mais il est un certain nombre d'états pathologiques qui peuvent donner au pied une déviation vicieuse : nous ne ferons que citer les fractures mal consolidées de la jambe ou de la cuisse, les luxations mal réduites, la fièvre typhoïde, etc.

Ces réserves faites, sachez que l'écartement des pieds annonce que..... le sacrifice est consommé!

Mais voici une observation, qui ne manque pas de piquant : « Dans le mariage, écrit le bon Dr Chavernac, la conjonction des sexes détermine chez la femme un écartement des pieds, dont les extrémités ne sont pas à égale distance de l'axe du corps. L'une d'elles s'en éloigne beaucoup plus : c'est celle qui est du côté du conjoint, dans le décubitus dorsal. Ce signe est précieux pour reconnaître la place des époux et pourrait être utilisé en médecine légale.

« D'une manière générale, c'est le pied droit de la femme qui est le plus dévié, parce que le conjoint se place à sa droite ; quand c'est le pied gauche, ce qui est plus rare, il y a beaucoup de probabilités pour que le conjoint soit gaucher. »

La grossesse et les tumeurs de l'abdomen altèrent la déambulation et détruisent le parallélisme podalique : « la femme, quand le ventre la gêne, par le poids infra-abdominal qui augmente sans cesse, cherche, en écartant la pointe des pieds, à déplacer le centre de gravité et agrandir l'aire ou la base de sustentation. Chez les multipares, les pieds forment entre eux un angle presque droit, quelquefois obtus, et la déambulation devient lourde, pesante et désagréable à la vue. »

L'anatomie en fournit une explication, qui trouvera mieux sa place ailleurs [1].

Le teint « dévelouté ».

Si, du rez-de-chaussée anatomique où nous avons rencontré le parallélisme podalique, nous nous élevons jusqu'au faîte de l'édifice humain, nous y constaterons le deuxième signe indiqué par le Dr Chavernac, mais qui nous paraît plus contestable encore que le premier.

La jeune vierge présenterait, sur les joues, les lèvres et le menton, une fine inflorescence, un imperceptible duvet, plus ou moins apparent ou touffu, suivant la nature du tégument cutané. Car il y a des peaux qui sont réfractaires au développement duveteux ; c'est ce qui fait que ce signe n'est pas constant.

Il y aurait, cependant, une corrélation physiologique, et peut-être une suppléance, entre les fonctions de la peau et celle des organes générateurs : ainsi, le duvet disparaîtrait rapidement après la conjonction des sexes, tandis qu'une abstinence prolongée

1. V. l'opuscule précité, p. 11.

le ferait réapparaître : à tel point que les veuves, dans ce cas, et les vieilles femmes, deviendraient très duveteuses. Le signe est donc loin d'être infaillible.

Messieurs les candidats au mariage, vous voilà donc prévenus : si votre fiancée marche les pieds écartés, et que son teint vous paraisse, comment dirai-je? dévelouté, r'éfiez-vous et, sans prononcer une condamnation sans appel, prenez vos informations; si vous n'aimez pas les surprises, ce ne sera pas « la précaution inutile. »

Pour terminer, adoptons ces conclusions de H. de VARIGNY (article *Vagin*, *du Dictionnaire encyclopédique des sciences médicales*) :

« L'absence ou la déchirure de l'hymen a été considérée comme un signe de non-virginité. Cela est le plus souvent exact, en dehors du cas de traumatisme ou d'intervention opératoire, bien entendu ; mais il ne faut pas oublier que l'hymen peut être rudimentaire, et son absence peut constituer un signe absolument incertain. Par contre, il peut y avoir rapprochements sexuels, fécondation, grossesse, voire même accouchement, sans déchirure de l'hymen : la présence de l'hymen n'est donc pas un signe certain de virginité. »

La fonction menstruelle et ses dénominations pittoresques.

Dans son amusante *Histoire des expressions populaires relatives à la médecine*, où il a su si heureusement allier l'érudition à l'humour, le professeur BRISSAUD écrit :

« Le grec χαταμηνια, *menstrues*, nous a laissé le mot *cati-*

mini. « Les femmes ayant leurs *calaminies* peuvent obfusquer et éblouir la clarté du miroir.... Les larrons sont en horreur aux abeilles, aussi bien que les femmes qui ont leur *cata-miny*. » *Calamini* est ainsi passé dans le sens figuré et l'on ne soupçonne guère son origine. Il exprime simplement l'idée d'une chose mystérieuse, qu'on dissimule quoiqu'elle n'ait aucune importance. C'est encore pour cela qu'on la désigne quelquefois du nom banal et vague d' « affaires », d' « histoires », de « brouilleries. »

On ne compte plus les expressions, en usage dans le peuple, pour exprimer la fonction de la menstruation : « *j'ai François*; *j'ai Jacques en journée*; *j'ai les peintres* ». Mais le plus communément, les femmes disent : « *j'ai mes affaires*; *les Anglais sont débarqués*, ou *j'ai mes Anglais* ». *Avoir ses Anglais*, c'est, comme le dit LORÉDAN LARCHEY, une expression tirée de la comparaison avec l'habit rouge des soldats d'Albion :

> Retroussant sa moustache rousse,
> Vrai grognard, mon père, soudain,
> Charge les Anglais qu'il repousse
> Bannière et pistolet en main ;
> Et de son corps couvrant ma mère,
> Dans le sang des Anglais baigné, etc.

On a fourni une autre explication ; d'après le Dr WILLY, l'expression proviendrait de ce que, dans les siècles passés, lorsque les Anglais tenaient la mer, ou faisaient de fréquentes descentes sur les côtes normandes ou bretonnes, les pêcheurs ou les simples citadins s'abstenaient de sortir des ports ou se renfermaient dans leurs villes, pour éviter les prises et les surprises : « je ne puis sortir, les Anglais sont en vue » ; ou : « rentrons, les Anglais débarquent » (Les

compagnies de débarquement, ou les « marines »,
portent et portaient la veste rouge).

Superstitions et Coutumes relatives
à la menstruation.

Une coutume de la côte d'Assinie défend aux
femmes qui ont leurs règles de traverser la rivière,
même en pirogue, sous peine de la colère du fétiche.

On trouve, en Europe, une sorte de vestige de cette
dernière superstition. Des marins bretons affirmèrent
au Dr LETOURNEAU que la boussole ne supportait pas,
sans s'affoler, le voisinage d'une femme en état de
menstruation[1].

Il fut un temps (au Moyen-âge) où les prêtres
refusaient la communion aux enfants qui n'étaient
pas baptisés, aux fous, aux démoniaques et... aux
femmes qui avaient leurs menstrues[2].

Chez les Arabes, rapporte le Dr BERTHERAND[3], la
défense de coïter pendant les règles est telle que la
loi dit : « Est inacceptable le témoignage judiciaire
de celui qui a cohabité avec sa femme pendant les
menstrues ». Il est défendu d'approcher maritalement
de la femme en menstrues; de se permettre de la
toucher même par dessus les vêtements, à partir de
la ceinture jusqu'aux genoux. Le Prophète a dit : « La
femme en menstrues doit serrer sa ceinture; mais ce
qui est plus haut est à ta disposition ». Ces défenses
durent jusqu'à la cessation légale des menstrues, car

1. LETOURNEAU, *Sociologie*, 70 : cf. *Revue des Traditions populaires*, t. XV (août 1900), 397.
2. *Croyances populaires au Moyen-Age*, 66.
3. *Médecine et Hygiène des Arabes*, 90, 97, 101.

Dieu a dit : « N'approchez de vos femmes que lorsqu'elles se sont purifiées par l'eau ». Celui qui touche, avec une intention de plaisir, sa femme en état de menstrues, perd la valeur de la retraite spirituelle. L'apparition des menstrues, en rendant la femme impure, l'oblige à suspendre tout devoir religieux.

*
* *

Faisant allusion à certains préjugés, le Dr RICHERAND écrit :

« Combien d'erreurs sur la cause et les qualités des règles chez les femmes ! On a d'abord attribué, et l'on fait encore dépendre cet écoulement périodique de l'influence de la lune[1], sans songer qu'alors toutes les femmes devraient être réglées à la même époque ; qu'il en est chez lesquelles les règles sont loin de revenir à chaque phase lunaire, etc.

« De tous temps, on s'est plu à attribuer au sang des règles des propriétés malfaisantes. Il a des qualités occultes, mysté rieuses, empêche la fermentation panaire et spiritueuse, corrompt les viandes, fait troubler certaines liqueurs[2], etc. Rien n'est plus frivole que ces craintes ; le sang qu'une femme, bien portante d'ailleurs, rend dans ses règles, est rouge et pur. Il ne diffère en rien de celui qu'elle pourrait perdre par une hémorragie nasale. »

Il est certain que l'on a constaté des effets mécaniques, produits à distance par un certain nombre de

1. Ne se figure-t-on pas aujourd'hui encore, au moins dans certains cantons de la Basse-Bretagne, que les femmes et les filles doivent se garder de se tourner, pour uriner, vers la lune, surtout lorsque cet astre est cornu? Sans cela, l'imprudente courrait risque de se trouver lunée, c'est-à-dire enceinte, par l'action de l'astre des nuits, et de donner naissance à un *coarer* ou lunatique.

2. Cf. *Consultation chimico-légale sur la question : l'approche de certaines personnes nuit-elle à la fermentation des liqueurs?* par Alph. LEROY. Paris, Leclerc, 1780, in-8.

femmes pendant la période menstruelle[1]. Il suffit, si on est curieux de les connaître, de se référer à une très curieuse étude du Dr LAURENT, médecin de la marine, étude qu'a publiée la *Chronique médicale*, dans son n° du 15 décembre 1897.

De l'influence du linge propre sur les règles.

On entend dire encore souvent dans le peuple[2], qu'une femme ne doit pas changer de chemise à la fin de ses règles, sans quoi elle s'expose au retour ou à un redoublement du flux menstruel. Cette tradition[3] s'est conservée jusqu'à nos jours, aussi bien à Paris qu'en province.

« Dans la clientèle où j'exerce, nous écrivait naguère un de nos confrères du Loiret, la croyance que vous signalez est courante ; les femmes du peuple sont toutes persuadées que le linge blanc augmente ou fait réapparaître le flux menstruel... L'explication qui me paraît la plus plausible est la suivante.

1. La croyance suivante est répandue en Belgique, tant dans la partie flamande que dans la partie wallonne du pays : « Pendant la période menstruelle, la femme ne peut ni saler de beurre, ni faire de conserves de légumes ou des confitures », etc.
Cette croyance n'est pas particulière à la Belgique. Dans le Bas-Maine, certaines ménagères éconduisent délibérément toute femme venant, en période menstruelle, les visiter au cours des délicates opérations qui précèdent et accompagnent la cuisson de ce savoureux dessert, et l'on entend encore des réponses semblables à celle-ci : « Ma bonne dame, un mot, n'êtes-vous point indisposée ? Car je vais vous dire, je fais mes coings et si vous étiez dans l'embarras, ils ne *prendraient* point ». Voulant dire par là que la présence de cette bonne dame serait funeste à la congélation normale du jus de fruit cuit avec le sucre (Indiqué par M. J. Trohel).
2. Et même dans des milieux bourgeois.
3. Cf. *Revue des traditions populaires*, 1894, 494-5 ; 1895, 14-15 ; 1907, 12.

Les femmes du peuple ont l'habitude de conserver la même chemise pendant toute la durée de leurs règles ; un peu plus, un peu moins, quand cette chemise est bien imprégnée de sang, cela n'a guère d'importance et n'attire pas l'attention. Si, au contraire, la femme vient à changer de linge avant la fin de sa période, la moindre tache de sang sera remarquée, et tout de suite elle en conclura que le linge blanc attire le sang.

Il faudrait ne pas connaître le peuple pour ignorer la propension qu'a cette classe sociale à prendre l'effet pour la cause. Les raisonnements de ce genre abondent, et on pourrait les citer par centaines. »

« En Bretagne, notamment dans le pays de Léon, nous mandait un autre correspondant, en réponse à une enquête que nous avions instituée à ce sujet, l'influence de la chemise propre sur le flux pendant les règles est une chose bien connue dans la clientèle rurale.

C'est un fait admis que le linge propre favorise l'hémorragie ; aussi est-il de règle de ne jamais changer de chemise à la femme avant le quatrième jour qui suit l'accouchement.

Il ne faut pas non plus, toujours dans la crainte d'hémorragie, mettre sous la femme en travail, ou nouvellement accouchée, un drap propre, mais un drap retiré d'un lit où il était déjà en service. »

« Une de mes clientes, nous faisait savoir le Dr L. B. (d'Hyères), avait l'habitude, en pareil cas, de faire porter la chemise de rechange par sa mère, pendant plusieurs heures, avant de la revêtir elle-même, *au lit*. Elle évitait ainsi tout refroidissement et tout retour offensif du sang menstruel. »

Du Dr J. M. D. :

« Il était de tradition, dans les campagnes du Sud-Ouest, de ne pas changer de linge pendant les règles, sous le prétexte, que vous connaissez, qu'une chemise propre provoquait le retour du sang cataménial. Cette défense se transmettait de mère en fille. Mais l'hygiène et la civilisation ont pénétré peu à peu dans nos campagnes, et les femmes en sont généralement revenues à des idées plus saines. »

Un autre confrère nous faisait part des réflexions suivantes :

« Il est, en effet, courant qu'une femme qui change de linge en général, et de chemise en particulier, pendant la période cataméniale, et alors qu'elle croit cette période terminée, voit apparaître un jet de sang inattendu ; mais ce flux ne serait-il pas causé, tout simplement, par le réflexe « a frigore » ? Si la femme a la précaution de porter le linge propre à la température du corps, aussi exacte que possible, avant de le revêtir, le réflexe ne se produira pas ; je dis aussi exacte que possible, car une chemise fortement chauffée, brûlante, ainsi qu'on la prépare, par exemple dans une pyrexie, à la fin de la diaphorèse, déterminerait sans doute la reprise du flux par réflexe opposé.... »

Un autre préjugé qui a cours, c'est qu'il faut, pour accoucher, employer des draps et du linge *qui ont servi*. Le linge propre, croient les bonnes femmes, détermine des pertes ; aussi, la parturiente doit-elle ne se servir que de draps *sales* ; les draps qui ont été à la lessive ne valent rien. On devine les conséquences qui peuvent découler d'une pareille pratique.

Les femmes de chambre, les maîtres d'hôtels, les commissaires employés à bord des paquebots, sont unanimes à dire que la demande de serviettes hygiéniques est considérable au lendemain de la première nuit d'une traversée ; est-ce parce que les voyageuses ont vu réapparaître leurs menstrues, en couchant dans des draps blancs ? N'est-ce pas, plutôt, parce que l'embarquement sur un paquebot, surtout à l'occasion d'un départ par mauvais temps, détermine fréquemment, chez les passagères, une avance de leurs règles ? Les nausées, l'inquiétude, l'émotivité, suffisent à l'expliquer, sans faire intervenir la netteté et la blancheur des draps des couchettes.

Les bains pendant la période cataméniale.

Peut-on, doit-on baigner une femme pendant ses règles? Voici la réponse que nous adressait, à ce propos, le Dr P., d'Ussat-les-Bains :

Dans ce cas, comme pour la chemise, il y a tous les degrés à observer. S'il y a des femmes qui se baignent dans de l'eau chaude, qui prennent des bains de rivière, ou le tub, ou des injections, ou bien font leur toilette intime, il y en a beaucoup, en revanche, qui n'osent pas toucher l'eau froide avec leurs mains pendant ces jours-là.

Pour les bains, comme pour la chemise, il me paraît que c'est surtout une question de préjugés, laissés par l'éducation de la femme, sur le fait qui nous intéresse, et que l'appréhension seule suffit pour arrêter un flux menstruel.

Tous les médecins ont été les témoins d'une menstruation supprimée — même définitivement — à la suite d'une émotion violente : dangers courus, aspect d'un incendie, perte d'un être cher..., etc. C'est une sorte d'inhibition.

Aussi, à Ussat, où viennent beaucoup de métrorrhagiques et de ménorrhagiques, dont les pertes se prolongent 15, 20 et même 30 jours, nous ne pouvons pas attendre, pour les bains, la fin des pertes, et ne les donner que dans l'intervalle. Ces malades, d'ailleurs, ne font pas de difficultés.

Il en va autrement avec les règles. C'est toujours la même question : Il faut en attendre la fin! — et la même réponse, si on veut les engager à passer outre : « Oh! non, docteur, j'aurais trop peur! »

De sorte que là, comme dans beaucoup d'autres choses, il faut laisser faire les malades comme elles veulent. Certaines, cependant, se conforment aux conseils du médecin, après explication.

Car j'admets que les règles, comme la respiration, la circulation, la digestion, toutes fonctions d'origine sympathique, ne doivent pas contre-indiquer la balnéation ; à moins, comme il est dit plus haut, que le préjugé dont la malade est imbue ne lui inspire, à un moment donné, une crainte qui arrêtera l'écoulement sanguin. »

A retenir, également, la suggestion du Dr D., de Paris :

« Pendant que j'étais étudiant en médecine, je passais tous les ans mes vacances chez des parents, à Dunkerque, Calais, Boulogne, et je voyais des femmes de tout âge, des jeunes filles, aller à la mer, pêcher des crevettes, des moules... tous les jours sans interruption.

Un jour, prenant mon courage à deux mains, j'expliquai à plusieurs pêcheuses que j'étais étudiant en médecine, et que j'étais curieux de savoir si elles continuaient leur métier pendant leurs règles. Elles me regardèrent en riant et me répondirent : « Bien sûr que nous continuons, il faut bien gagner sa vie, nous ne nous occupons pas de ces détails ». J'en interrogeai bien successivement une vingtaine dans chaque ville où je passai, et j'ai eu toujours la même réponse.

Plus tard, passant à Roubaix et Tourcoing (ici les ouvriers lavaient la laine dans de grandes cuves, creusées à même le sol), voyant que les hommes et les femmes descendaient dans ces cuves remplies d'eau chaude, je fis la même question et eus les mêmes réponses. Mon opinion était faite. Plus tard encore, étant docteur, je pris *deux* servantes (que j'ai encore après 32 ans de service); l'une est Normande, l'autre Picarde. La Normande ne s'occupe jamais de ses règles, ni sa fille; l'autre, la Picarde, fait le contraire, et sa fille aussi.

J'ai soigné et accouché plusieurs fois une dame belge : elle a toujours exigé que je prisse les chemises sales de son mari, pour l'essuyer et la panser pendant ses trois accouchements. Ce n'était ni par avarice, ni par économie, car elle était très riche, c'est parce qu'elle s'était persuadée que du linge propre provoquait les pertes.

Dans la pratique, je ne m'occupe pas des règles, quand mes clientes vont aux bains de mer. Dans plus de 40 ans, je n'ai jamais eu à le regretter. Cependant, pour ne pas effaroucher mes clientes, je leur dis que, pour *leurs premières règles*, elles attendent d'avoir pris *huit* bains et que si, après ces bains, les règles venaient, elles pourraient continuer sans limite tous les jours, sans cesser de toute la saison.

Quant aux douches froides, je procède de la même façon : lorsque les malades ont déjà pris des douches, si les règles arrivent, je les autorise à continuer ensuite sans interruption. Je ne prétends pas que si une femme a ses règles et tombe à l'eau, il n'en résultera aucun inconvénient; mais je suis persuadé que, dans ces cas, c'est l'émotion qui cause le mal. Il y en a plusieurs exemples, même dans l'histoire de France. »

Phénomène d'inhibition : nous sommes à peu près tous d'accord là-dessus.

Le remède de Buffon contre la stérilité.

BUFFON a, comme on sait, publié de savants travaux sur la génération. *Monsieur*, frère du roi, et qui devint plus tard Louis XVIII, pensa qu'un homme qui avait autant étudié cette matière obscure, pourrait lui en expliquer les contradictions et les caprices. Or donc, ayant un jour invité Buffon à l'aller voir, il lui demanda pour quelle cause *Madame* ne lui donnait pas d'enfants. Buffon répondit non sans quelque embarras :

Vous m'avez confessé, Monseigneur, vous être aperçu que la nature chez *Madame* était trop prompte; il y a donc désaccord entre vous. Versez par surprise quelques gouttes d'eau froide sur son sein, et peut-être vous obtiendrez, par ce moyen, le retard que vous désirez.

Nous ne saurions dire si le conseil du naturaliste fut suivi.

Absence de règles. — Fécondation.

La conception est-elle possible chez des femmes qui

n'ont jamais été réglées[1]? LAURENT JOUBERT cite une femme de Toulouse qui, bien que non réglée, devint mère de vingt-deux enfants.

CASPER rapporte le cas d'une paysanne non réglée, qui eut trois enfants.

STOLTZ est d'avis qu'il ne faut que bien rarement se fier aux affirmations des femmes, en ce qui concerne la menstruation, et que, le plus souvent, dans ces cas, bien qu'il n'y ait pas eu d'écoulement sanguin, ces femmes, adroitement interrogées, finissent par avouer qu'elles ont « vu » peu, mais enfin que la menstruation était représentée par quelque chose[2].

Très intéressante l'observation rapportée par MM. ADDINSELL et MAZURE, à la *Société de médecine de Berlin*, d'une grossesse survenue chez une fillette de treize ans avant la venue des règles. Il en résulterait que l'apparition de l'ovulation n'est pas obligatoirement liée à celle de la menstruation, et qu'elle peut précéder cette dernière.

Il est à noter, toutefois, que les auteurs ne semblent pas avoir suffisamment précisé, dans leurs recherches, l'absence de toute trace de menstruation. En effet, ils disent simplement « que cette jeune fille déclara n'avoir jamais été réglée et que ce témoignage a été confirmé par sa mère ». D'autre part, il se pourrait que, par le fait d'une coïncidence, le coït fécondant

---

1. En principe, les femmes réglées sont seules nubiles. Il y a cependant, écrit Locard[a], des exemples de femmes qui ont des enfants après la cessation de leurs règles, comme Sarah et sainte Elisabeth. Platter cite le cas de son propre père qui, à soixante-douze ans, épousa en secondes noces une vieille femme et en eut six enfants, dont une fille, à quatre-vingt-deux ans; en général, après quarante-cinq ans, les femmes sont infécondes.

a) *Crimes de sang et d'amour au XVII° s.* Lyon, Storck.

2. BROUARDEL, *Le mariage*, 214.

ait eu lieu dans les quelques jours qui devaient précéder l'apparition des premières règles, apparition arrêtée par suite de la fécondation.

Influence de la fonction cataméniale sur l'intelligence et la sensibilité.

Cette influence peut se traduire par des phénomènes d'une certaine importance. Un auteur[1], qui a fait de ces troubles une étude particulière, cite des cas de perversion de l'odorat et du goût, des troubles de l'ouïe et de la vue. Une jeune fille était, durant cette période spéciale, atteinte de surdité. Une autre, pendant les six semaines qui précédèrent la première manifestation de la fonction, fut privée de la vue tous les matins.

Les évanouissements, les syncopes ne sont pas rares. BRIERRE DE BOISMONT parle d'une jeune fille qui avait dix syncopes par jour; d'une autre, qui tombait raide comme une barre de fer; d'une troisième, qui chancelait commme une femme ivre. Un des cas les plus curieux dont il donne la relation concerne une jeune fille de quinze ans qui fut atteinte d'accidents convusifs bizarres; à chaque instant, elle exécutait des culbutes. Quant aux grandes crises de nerfs à forme convulsive, c'est peut-être la plus fréquente et la plus banale de toutes ces réactions névropathiques[2].

1. BRIERRE DE BOISMONT, *De la menstruation.* Paris, 1842.
2. *Les Enfants nerveux,* par le Dr A. CULLERRE, 186-187.

L'âge de la nubilité.

En Arabie, quoique les filles ne soient guère nubiles qu'à 12 ans, on en voit quelquefois que l'on marie à l'âge de 6 ans, et elles demeurent dans le *harem* du mari, jusqu'à ce qu'elles puissent accomplir l'acte du mariage.

Les Coptes, en Egypte, épousent souvent des filles de 6 à 7 ans. Dans les Indes, il en serait de même, car les jeunes filles sont nubiles à 8 ans et accouchent généralement l'année suivante.

A La Mecque, il n'est pas rare de voir un jeune homme de 14 à 15 ans épouser une jeune fille de 8 à 10 ans ; les femmes sont vieilles à 25 ans, et presque décrépites à 35.

Aux Maldives, les jeunes filles se marient à 10 et 11 ans. Aux Indes, à Batam, c'est à 13 ou 14 ans.

On se rappelle, sans doute, que les Romains ne permettaient point les fiançailles avec des jeunes filles ayant moins de 10 ans révolus. La douzième année était considérée comme l'époque de la puberté et du mariage.

Après tous ces faits, quelques auteurs persisteront-ils à prétendre que les climats chauds n'avancent point l'âge de la nubilité[1] ?

Menstruation précoce.

Il y a quelques années, le Pr AUSSET (de Lille) présentait à la *Société centrale de médecine du départe-*

---

1. *Médecine et Hygiène des Arabes,* par le Dr BERTHERAND.

ment du Nord[1] une fillette, âgée de quatre ans et neuf mois. Cette enfant était plus développée que les autres fillettes du même âge : taille 1 m. 08, poids 20 kilogrammes, seins développés comme ceux d'une enfant de douze à quinze ans. Un écoulement sanguin se faisait par le vagin. L'examen des organes génitaux et de la vulve ne révéla rien d'anormal; on se trouvait simplement en présence d'un écoulement menstruel précoce.

Au dire de M. Ausset, les faits analogues au sien s'élevaient à 26. M. Lop, de Marseille, en a fait connaître un vingt-septième.

Le même Dr Lop a rapporté, dans le *Montpellier Médical,* un cas extrêmement curieux d'une localisation menstruelle tout à fait insolite. Il s'agit d'une femme de 37 ans, hystérique, à laquelle on fit, en 1890, une salpyngectomie double, pour une double salpyngite, avec altération des ovaires, consécutive à une métrite. Les règles disparurent complètement après l'opération; mais, pendant dix mois, tous les mois, et invariablement à la même époque, la cicatrice se rouvrait; il se formait, à l'angle inférieur, un abcès qui évoluait en sept ou huit jours, au bout desquels la cicatrice se fermait, pour ne s'ouvrir que le mois suivant.

En 1894, quatre ans après l'opération, la malade éprouva des malaises analogues à ceux qu'elle avait autrefois au moment de ses règles; après trois jours de ces malaises, la peau du pouce se mit à rougir et à s'amincir et, un matin, quatre jours après le début, un jet de sang rouge s'échappa du doigt et le sang con-

1. *Bulletin de la Société centrale de médecine du département du Nord,* 28 juin 1901.

tinua à suinter pendant cinq jours. Cette hémorragie se renouvela exactement au même moment et de la même manière les mois suivants. M. Lop, admis à la constater de *visu*, la décrit ainsi :

« Le pouce se mettait à saigner le 28 de chaque mois; chaque fois l'hémorrhagie était précédée de phénomènes d'éréthisme nerveux plus ou moins marqués selon le mois; en plus, la malade gardait un engourdissement du poignet et de la main correspondant au pouce qui saigne. Localement, avant toute issue hémorragique, la peau, en un point toujours le même, rougit, s'amincit; l'épiderme se soulève sous forme d'une pellicule du diamètre d'une lentille; en un moment quelconque de la journée, le sang se met à jaillir une première fois en un jet de quinze à vingt centimètres; puis, au bout de quelques secondes à une minute, le jet se brise et le sang s'écoule en bavant pendant une période variant entre quatre et huit jours. Ce sang est rouge vermeil; morphologiquement, il offre tous les caractères du sang artériel; la quantité perdue varie entre un verre à madère et une demi-tasse à bouillon pour les huit jours. Sa coagulabilité est assez lente. Aucun hémostatique externe, ni la compression de la radiale au poignet, ne peut arriver à tarir cette hémorragie.

Une fois l'hémorragie finie, la pellicule épidermique se détache tout à fait, et il reste, à son lieu et place, une toute petite ecchymose, qui s'efface peu à peu. Depuis la localisation si singulière des règles, la peau de la première phalange du pouce n'a jamais repris sa coloration normale. »

Il est vraisemblable que ces hémorragies doivent être attribuées à l'hystérie; car on sait que, dans cette névrose, les hémorragies cutanées ne sont pas rares. Toutefois, le fait n'en est pas moins remarquable : et par sa localisation, qui est tout à fait exceptionnelle; et par sa périodicité, qui est d'une régularité parfaite.

Règles déviées.

Il n'est pas rare que des femmes aient leurs règles remplacées par des épistaxis[1]. Ce qui est moins fréquent, c'est la menstruation remplacée par une *fistule sous-mammaire*, par laquelle s'écoule le sang plusieurs fois par an. L'auteur qui rapporte cette observation, prétend avoir été appelé auprès d'une fille qui, en place de ses règles, avait tous les mois une démangeaison au bout de l'index droit[2], qui l'obligeait à se frotter : elle ouvrait un petit vaisseau, qui faisait jaillir un filet de sang à huit pas de là, et après en avoir rendu une demi-palette, le sang s'arrêtait, et elle était guérie des lassitudes, douleurs de tête et pesanteur de tout le corps qu'elle avait quand cela voulait la prendre[3].

Le Dr LERMOYEZ a communiqué, en 1899, à la *Société médicale des hôpitaux*, l'observation curieuse d'une jeune fille réglée par l'oreille droite.

La menstruation s'était établie chez elle, pour la première fois, trois ans auparavant, et a débuté d'emblée par le conduit auditif droit. L'écoulement se reproduisait tous les mois, assez régulièrement, après une période de prodromes caractérisée par des maux de tête et une lassitude générale; un écoulement de sang clair, non coagulable, se faisait par le conduit auditif droit, sans qu'aucune lésion

1. Cf. *Bulletin des Sciences médicales,* etc., *du département de l'Eure,* avril 1819.
2. Un médecin de La Rochelle a observé, en 1. 3 (cf. *Gazette de santé,* du jeudi 14 mai 1778, p. 79), une femme dont l'évacuation périodique avait lieu par l'extrémité des doigts.
3. Cf. *La Médecine d'autrefois à Nîmes,* par le Dr A. PUECH, 220.

locale préexistante ou consécutive y pût être décelée.

Au bout de trois ans environ de ce régime, la menstruation génitale commença à apparaître. Elle a lieu depuis cette année, et peu à peu elle tend à remplacer les règles auriculaires, qui ne se produisent plus que toutes les deux ou trois périodes menstruelles : celles-ci, après avoir été supplémentaires, ne sont plus que complémentaires.

Trois points sont à remarquer dans cette observation.

La nature de l'hémorragie auriculaire n'est pas douteuse : ce sont bien des règles, précédées d'un véritable molimen régional, qui en accentue le caractère ; et la non coagulabilité du sang auriculaire est un fait digne d'attention.

Le siège de l'hémorragie est le conduit auditif droit, qui saigne par ses parois. Le tympan est intact. Les vaisseaux cutanés du conduit sont très dilatés : ce qui laisse à penser que l'hémorragie se fait par rupture de ceux-ci, favorisée par une excessive dilatation.

La cause de l'hémorragie, en dehors de toute affection de l'oreille, est difficile à déterminer. Dans les cas de ce genre, on trouve presque toujours l'hystérie ; ici, aucun des stigmates généraux n'en a pu, il est vrai, être décelé. Cependant, il est probable que cette menstruation auriculaire doit être la manifestation neuro-symptomatique d'une hystérie encore latente, car on trouve, du côté de l'oreille qui saigne, une légère hypoesthésie du tympan et du conduit, en même temps qu'un certain degré d'anesthésie auditive ; et l'on sait que la coïncidence de ces deux

symptômes est un des meilleurs signes de l'hystérie
auriculaire que nous possédions.

Hommes réglés.

Qui croirait, si des observateurs dignes de foi n'en
rapportaient des exemples authentiques, que des
hommes mêmes ont été sujets à cette évacuation
périodique? Cependant, rien n'est plus exact[1]. Entre
plusieurs faits que nous pourrions citer, nous nous
en tiendrons au suivant, comme suffisant pour faire
connaître ce genre de phénomène.

Le 24 juin 1756, M. Lebœuf, l'aîné, chirurgien à la
Roche-Calais, près Coutras, fut appelé pour voir le
berger d'une métairie, qui avait fait une chute sur le
cartilage xiphoïde, et qu'il crut devoir saigner. Mais
la maîtresse du logis le tira à part et lui dit, en confi-
dence, que cette saignée pourrait être préjudiciable au
malade, vu l'état où il se trouvait alors : car, ajouta-
t-elle, *il a ses règles*. M. Lebœuf, surpris de ce récit,
imagina d'abord que c'était, apparemment, une fille

---

1. M. Barth et Léri ont présenté à la *Société anatomique* les
pièces d'un sujet de soixante-quinze ans qui, entré dans la salle
des femmes, avait toujours vécu comme femme, avait été marié
comme tel, prétendait avoir été très régulièrement réglé depuis
dix-huit ans jusqu'à cinquante-cinq : or, l'examen clinique avait
déjà laissé supposer qu'il s'agissait d'un homme ; l'examen anatomique le confirma. Les seins sont ceux d'un homme ; le thorax et
l'abdomen rappellent ceux de l'homme ; le système pileux est peu
développé ; le cartilage thyroïde est peu saillant. Le bassin est
étroit ; il n'y a pas trace d'ovaire. Quant au rectum, il est fort
large ; l'anus est infundibulaire et dilaté.

Ce qui, chez ce sujet masculin, mérite surtout de fixer l'attention, c'est l'existence, nettement et à plusieurs reprises affirmée,
de règles, régulières et prolongées.

sous les habits de garçon. Mais il fut détrompé,
lorsque celui-ci lui avoua qu'il était sujet depuis
deux ans à une évacuation menstruelle, qui était aussi
bien réglée que les périodes de la lune. Cet écoulement se faisait par le canal de l'urètre, et durait
deux jours; il pouvait aller chaque fois à quatre
onces de sang. Le jeune homme assura M. Lebœuf
qu'il ne ressentait, aux approches de ses règles,
aucune douleur de rein, ni aux parties génitales, et
qu'il était toujours surpris par l'écoulement, qui
commençait pendant son sommeil. Le sang était
vermeil. M. Lebœuf s'assura de son sexe, qu'il
trouva très bien conformé. Mais ce qui le surprit
davantage, ce fut d'apprendre qu'ils étaient quinze
frères et une sœur dans cette famille, qui avaient
également leurs règles, et que leur père était dans le
même cas[1].

*
* *

M. Caestryck fils, « maître ès-arts, élève en
chirurgie à l'hôpital militaire de Thionville », conte
qu'il a visité un « habitant et sergent de la seigneurie
du même lieu », jouissant d'une santé parfaite, bien
qu'il perdît par les narines une quantité considérable
de sang. Il se disposait à arrêter cette hémorragie,
quand le malade lui apprit que, depuis l'âge de
16 ans, il était sujet à cette évacuation périodique,
revenant exactement tous les mois. Il évaluait la
quantité de sang qu'il perdait à un pot et demi, et
même quelquefois à deux.

Sa mère perdait également du sang par les narines,

1. *Anecdotes historiques sur la médecine*, t. II. 68-70.

« outre les évacuations communes à son sexe », et cela, depuis l'âge de 25 ans, époque de sa première grossesse, jusqu'à celui de 45, terme de la cessation de ses menstrues. Ces pertes sanguines produisaient souvent des syncopes, qui mirent plusieurs fois sa vie en danger.

Cette observation, que nous avons résumée, a paru dans le *Journal de Médecine*, en 1765.

*Anciens procédés
pour reconnaître une femme enceinte*[1].

Un médecin du xvi⁰ siècle, JACQUES DUVAL, auteur d'un *Traité des Hermaphrodites,* qui est devenu une curiosité bibliographique, expose ainsi les vrais signes de la grossesse :

« Si, un mois après une plaisante et joyeuse habitation qu'une femme aura eue avec son mary, voire plus délectable *qu'elle n'avoit accoustumé* (et il ajoute : *sans le plaisir cest acte n'est accomply*), la femme n'a pas ses purgations naturelles, et si elle sent *ses tétins ou mamelles plus fermes, durs et enflez que de coustume et de couleur plus brune,* c'est signe manifeste de grossesse. »

Ce praticien fait remarquer, également, qu'au début de la grossesse, il survient *une manière de dédain, dépit et chaleur, qui n'avoit accoustumé d'estre avec un mespris d'admettre et recevoir la compagnie de son mary.* C'est alors que la face

---

1. L'étymologie de Littré est la suivante : *in,* privatif et *cingere,* ceindre (femme qui ne porte pas de ceinture). On pourrait objecter que *in* n'est pas nécessairement privatif, et que les femmes enceintes portent fréquemment une ceinture (BRISSAUD, *op. cit.,* 315).

devient *lentigineuse*, ce que l'auteur explique par
l'agitation du sang, qui, pour lui, ne peut remonter
dans les parties supérieures du corps.

« Et alors, continue DUVAL, les femmes viennent à mespri-
ser les viandes, elles ont des nausées qui vont parfois jusqu'aux vomissements. Il arrive souvent qu'elles éprouvent
un besoin incessant de cracher, ce que l'on appelle *cracher
sur les tisons*. Souvent, elles désirent des aliments étranges et
rares, d'une façon si vive que leurs enfants en portent souvent les marques (que de personnes croient encore aujour-
d'hui aux envies!) En même temps que tous ces signes, le
ventre devient plus gros; mais, ajoute Duval avec justesse,
on ne peut faire le diagnostic de la grossesse qu'au troisième
ou au quatrième mois, quand les femmes commencent à per-
cevoir les mouvements de l'enfant. »

A ce sujet, notre auteur rappelle le conseil de
CARDAN : pour faire remuer l'enfant, mettre un linge
ayant été trempé dans l'eau froide sur le ventre de
la mère, l'enfant sera incommodé et s'agitera.

Et Duval termine la description de ces symptômes
de grossesse, en écrivant qui si la plupart des
signes décrits apparaissent, *la femme se doit asseurer
d'avoir fait si bonne pescherie, que sa nasse en est
demeurée pleine.*

Il faut compléter le diagnostic par le toucher : l'obs-
tétrice fera uriner la femme, et fera en sorte qu'elle
ait été à la selle soit naturellement, ou à l'aide d'un
lavement, car elle pourrait être trompée dans son
examen.

La femme se couchera, et Duval donne encore
quelques conseils excellents, en particulier celui
d'agir doucement pour ne pas *blesser le petit embrion
qui est merveilleusement tendre et délicat.*

La sage-femme se rendra compte par le toucher de l'état du col[1].

Quant aux matrones, elles avaient des procédés infiniment plus originaux, sinon plus sûrs : elles recouraient à des expérimentations qui, pour la bizarrerie, ne le cédaient en rien à celles dont elles usaient pour reconnaître la virginité.

C'est ainsi que, d'après Mizaldo, elles recueillaient dans un vase d'airain l'urine de la femme à examiner. Elles mettaient dans cette urine une pointe de fer, pendant une nuit : si la femme était enceinte, la pointe devenait rouge.

A Fernel elles avaient emprunté la pratique suivante : l'urine était mêlée à du vin ; si elle devenait semblable à de la purée de fèves bouillies, aucun doute possible : la femme était enceinte. Cette même urine, gardée trois jours et recouverte d'un morceau de drap, se remplissait d'animaux semblables à des poux.

Zacchias compare ce système à celui des charlatans, qui devinent les pensées intimes et cachées des femmes en examinant leur urine.

Un autre usage a une origine des plus vénérables ; il remonte à Hippocrate :

« Si vous voulez savoir si une femme a conçu, faites-lui boire, avant qu'elle n'aille se coucher, de l'hydromel (*aqua*

1. *Revue professionnelle des sages-femmes*, article du Dr R. Hélot (avril 1909).

mulsa) : si elle est enceinte, elle aura des tranchées (*alvi tor-mina patietur*) ».

On entendait par *aqua mulsa* un mélange de miel et d'eau, le miel et le vin constituant l'hydromel, appelé *mulsum*.

Les médecins du xviiᵉ siècle rejetaient ce moyen comme dangereux, le miel amenant l'apparition des règles, et, dans ce cas particulier, l'avortement.

Hippocrate avait encore recours à d'autres procédés, tout aussi bizarre, et qui ne semblent pas être tombés en désuétude avant le xviiᵉ siècle : les fumigations (*suffitus*), par exemple ; ou encore, l'application sur les yeux de terre rouge : celle-ci ne chauffait les paupières que si la femme était enceinte.

« Quelques-unes (sages-femmes ou *obstétrices*, dit Nicolas Venette, après avoir mis dans ses parties naturelles une gousse d'ail, ou fait brûler de la myrrhe, de l'encens ou quelque autre chose aromatique, pour lui en faire recevoir la vapeur par le bas, croient qu'elle est grosse si elle ne ressent point quelque temps après, à la bouche ou au nez, l'odeur de l'ail ou des choses aromatiques. »

N'oublions pas, enfin, la recette empruntée à une chimie biologique quelque peu primitive, qui consistait à mettre dans l'eau quelques gouttes du sang de la femme : la chute des gouttes au fond du vase prouvait surabondamment la grossesse.

Les experts modernes se sont vivement élevés contre de telles pratiques : toutes sont trompeuses, déclarent-ils, même et surtout celles qui ont pour but de déterminer le sexe de l'enfant à naître.

La durée de la grossesse d'après les anciens.

On compte, en général, dans l'Inde, dix mois pour
la marche d'une grossesse. Ce n'est point là une igno-
rance naïve dans la matière, comme on le croit
généralement. Le calendrier grégorien qui a cours à
cette époque, la découverte de Galilée qui a renversé
les systèmes anciens, sont des inventions trop récentes
pour qu'on puisse reprocher aux Hindous de s'être
basés sur l'évolution de la lune, ce rêve des amoureux, pour compter les jours de l'année dans cette circonstance. On suit également, dans l'Inde, les deux
calendriers, l'année lunaire pour toutes les fêtes (la
grossesse en est une), et l'année solaire ou sidérale
pour les affaires civiles. La physiologie humaine
apprend qu'une grossesse normale dure 275 jours
ou dix mois lunaires[1].

Les livres saints admettent ce chiffre de dix mois
pour la grossesse de SAINTE ANNE et celle de la
Vierge. Or, il résulte d'une étude attentive, faite
par le professeur LACASSAGNE et son élève le
Dr LOCARD, des livres sacrés, que nulle part, dans les
Evangiles, on ne trouve d'indication nette sur ce
sujet. Seule, la grossesse de SAINTE ELISABETH, mère
de SAINT JEAN, le Précurseur, peut, d'après SAINT LUC,
être estimée à neuf mois, en rapprochant les divers
textes où il en est fait mention. Rappelons que
l'Eglise a mis un espace de neuf mois solaires, jour
pour jour, entre la fête de l'Annonciation (25 mars)
et celle de la Nativité (25 décembre).

HOMÈRE, si explicite sur la chirurgie de guerre, est

1. PARAMANANDA MARIADASSOU, *Mœurs médicales de l'Inde*, 13.

presque muet sur la médecine des enfants; tout au
plus, trouvons-nous un passage intéressant (*Odyssée*,
XIX, 115-124), où il signale l'accouchement à
sept mois de l'épouse de STÉNELUS; l'enfant, EURYS-
THÉE, naquit viable, au grand désespoir de JUPITER et
à la vive satisfaction de JUNON qui, suivant le poète,
avait précipité la naissance d'Eurysthée et retardé de
quelques instants les couches d'ALCMÈNE[1].

⁂

Chez les anciens Grecs, il était d'opinion courante
que les enfants étaient ordinairement dix mois dans le
sein de la mère; ils croyaient, suivant PLUTARQUE,
que les premiers hommes avaient été engendrés de la
terre en un jour, qui était aussi long que dix mois
des anciens Grecs, et que c'était pour cela que les
femmes portaient leur fruit durant dix mois.

Les Romains, dont les ancêtres étaient en partie
Asiatiques (Troiens), et en partie Grecs d'origine,
comptaient la durée de la grossesse de la même manière
que les Grecs. C'est ce que nous voyons par des passages de quelques-uns de leurs écrivains, tels que
PLAUTE[2], TÉRENCE[3], VIRGILE[4], OVIDE[5], etc.

---

1. CH. SÉGUIN, *La Médecine infantile chez les Grecs et les Romains*, 9.

2.   *Tum illa, quam compresserat,*
    Decimo post mense exacto hic peperit filiam.

PLAUTE, in *Cistellaria*.

3. TÉRENCE. *Adelph.*. act. 3, scen. 5, V. 27 et 28 :
    Ignotum est, tacitum est, creditum est, Virgo.
    Compressa ex eo gravida facta est : mensi hic decimus est.

Et act. 4, scen. 5 :
    Qua resciscerem? hæc dum dubitas, menses abierunt decem.

Voilà dix mois de grossesse, dix mois complets; ***menses abie-
runt decem.***

Les Décemvirs, par une loi des Douze-Tables, fixèrent à dix mois le terme au-delà duquel on ne devait point reconnaître pour légitimes les enfants que les veuves mettaient au monde; et cela, conformément à l'idée et à l'année de Romulus. *Si quis ci in decem mensibus proximis posthumus natus erit, justus esto:* s'il lui naît un enfant dans les dix premiers mois de son veuvage, qu'il soit regardé comme légitime.

On prétend même que ce fut pour cette raison qu'on appela *December* un des mois de l'année romaine. Mars était le premier mois de l'ancienne année de Romulus, laquelle n'avait que dix mois[1].

Chez les Romains, la veuve ne pouvait contracter un nouveau mariage qu'après un délai suffisant pour donner la certitude qu'elle n'était pas enceinte des œuvres du défunt, c'est-à-dire après un délai de dix mois[2]. Non, certes, nous le répétons, qu'anciennement il fallût plus de temps pour engendrer que de nos jours, mais parce que les mois des Romains étaient plus courts que les nôtres; de même que leurs années, qui, suivant OVIDE, ne comptaient

4. VIRGILE, Eclog. 4, V, 61 :
> *Matri longua decem tulerunt fastidia menses.*

5. Ce serait, cependant, une erreur de croire que les anciens comptaient toujours dix mois de gestation. Dans une élégie de GALLUS, l'amant de Lycoris ne regrette que son éloignement de celle qu'il a laissée seule, en proie au courroux de ses parents et affligée d'une maladie de neuf mois :
> *Heu jacear menses pæne sepulta novem!*
> *Nec tantum morbus, quantum gravat ira pareantis.*

1. *Jugements sur quelques ouvrages nouveaux*, t. VII, 107.

2. HANRIOT, *Mœurs judiciaires de l'ancienne Rome* (1865), t. I, 265-266.

originairement que dix mois, calculés sur les révolutions lunaires.

On doit supposer que les dix mois des Anciens faisaient, à quelques heures près, le même nombre de jours que nos neuf mois, et il n'y aura plus de difficulté.

La grossesse était ordinairement de dix mois entiers, c'est-à-dire de deux cent soixante et seize jours ou environ, comme elle est aujourd'hui de neuf mois, qui font aussi deux cent soixante et seize jours. Les mois de l'ancienne année étaient à peu près des mois lunaires, des mois lunaires de *peragration*. Le mois de *peragration* ou de *progression* (de longitude, comme l'appelle Ptolémée) est le temps que la lune emploie pour faire sa révolution d'un point du Zodiaque jusqu'à son retour au même point, et ce temps n'est que de vingt-sept jours et huit heures ou environ. L'année des peuples anciens, composée de ces dix mois lunaires de peragration, était trop courte. On s'en aperçut peu à peu, et on y intercala et des jours et des mois, pour la rendre plus longue.

Dès le temps d'Homère et d'Hésiode, on l'avait déjà réformée, et les mois étaient de trente jours, et l'année de douze mois. Mais, à l'égard de la durée de la grossesse des femmes, comme il n'y a rien de plus ordinaire, l'ancienne habitude prévalut, on conserva le vieux style, et on compta toujours le temps sur le pied et des anciens mois et de l'ancienne année, à dix mois entiers, qui faisaient environ deux-cent-soixante et seize jours. Ce vieux style était encore en usage du temps de Virgile (*Matri longa decem tulerunt fastidia menses*), au moins pour quelques poètes; et on ne trouvait point mauvais qu'ils s'exprimassent à la vieille mode, sur une matière qui était de leur temps et qui sera toujours à la vieille mode[1].

Rappelons que PLATON n'estimait pas qu'un enfant né neuf mois après le mariage fût légitime; dix mois étaient pour lui le terme de rigueur. Notons aussi que, selon la plupart des auteurs, Jésus-Christ et la Vierge sont nés l'un et l'autre à 10 mois[2].

Dans un travail sur la durée de la grossesse et sur le moyen de prévoir le jour de la parturition, le célèbre accoucheur MATTHEWS DUNCAN rappelle la méthode et les paroles curieuses de HARVEY :

« Assurément, dit ce grand homme, la durée de la gestation est celle que nous croyons avoir été observée dans le sein de sa mère par J.-C. notre Sauveur, de tous les hommes le plus parfait. Or, elle comprend, depuis la fête de l'Annonciation au mois de mars, jusqu'au jour de la Nativité en décembre, une période de 275 jours. Les matrones prudentes, continue-t-il, calculent ainsi : notant le jour du mois où se montre leur époque cataméniale, elles y ajoutent dix mois lunaires, et tombent sur le jour où commence le travail de la parturition. »

D'après les calculs des hommes les plus compétents, de MONTGOMERY, en particulier, l'opinion de Harvey se trouve la plus vraisemblable et la plus conforme à l'expérience.

Notre érudit confrère, le Dr BOUCHACOURT, nous

1. *Jugements sur quelques ouvrages nouveaux*, t. VII, 108-110.
2. *XVIIe siècle médico-judiciaire*, par E. LOCARD, 387.

apporte une gerbe de documents nouveaux sur cette même question [1].

Jérôme CARDAN, qui vécut au milieu du xvie siècle, et qui est certainement plus connu comme mathématicien que comme médecin, rapporte que Pierre d'APONE, surnommé le *Conciliateur*, assurait être né à 11 mois, et que son propre père, Facio Cardan, « se vantait d'être venu à 13 mois ». Il avoue, d'ailleurs, d'autre part, avec un certain cynisme, qu'il devait sa naissance au peu de succès qu'eut un remède que sa mère, grosse de lui, prit dans le dessein de se faire avorter. Mais, comme cet auteur a écrit des chapitres entiers sur la Chiromancie, les Sorciers, la Magie, les Possédés et l'Astrologie judiciaire, on ne peut guère ajouter foi aux histoires de ce précurseur de CYRANO DE BERGERAC.

CUJAS, qui fut le plus fameux jurisconsulte du xvie siècle, considérait comme légitime l'accouchement dans le 11e mois.

RABELAIS émet son opinion, sur ce sujet, de la façon suivante :

« En son eage virile, Grandgousier espousa Gargamelle, fille du roy des Parapillos, belle gouge et de bonne troigne. Et faisoient eux deux souvent ensemble la beste à deux dos, joyeusement se frottant leur lard, tant qu'elle engroissa d'un beau fils, et le porta jusques à l'unziesme moys....

« Messieurs les anciens Pantagruelistes ont confirmé ce que je dis, et ont déclaré non seulement possible, mais aussi légitime, l'enfant né de femme l'unziesme moys depuis la mort de son mari ».

Mais Rabelais montre immédiatement les inconvé-

---

1. V. la *Grossesse*, par le Dr BOUCHACOURT; cf. *Chron. méd.*, 1901, 517 et s.

nients de cette manière de concevoir la durée de la grossesse, car il ajoute :

« Moyennant lesquelles loys, les femmes veuves peuvent franchement jouer du serrecropière, à tous enviz et toutes restes, deux moys après le trépas de leurs maris ».

WITKOWSKI rapporte la citation suivante, tirée de LAURENT JOUBERT, médecin du xvie siècle :

« Quant au port de la grossesse,..., il y a des enfants de grand éclappe et corpulence, qui requièrent plus de séjour de leur maturité.... »

On trouve dans le même auteur, qu'un nommé NICONITIUS prétendit démontrer dans sa thèse, par 224 bonnes raisons, qu'un enfant, né 10 ans après l'absence du mari, n'est pas forcément illégitime.

AMATUS LUSITANUS déclare que Anne X « accoucha, au terme de 10 mois et 3 jours, d'un enfant qu'elle avait porté ce temps, ayant soigneusement remarqué le temps de la conception ». Plus loin, il affirme que « le premier enfant d'HERCULE, DUC DE FERRARE, est de 10 mois, comme tout le monde le sait, et comme BRASSAVOLA le rapporte. »

Mme de MAINTENON croyait elle-même aux grossesses prolongées, car elle écrivait à M. d'AUBIGNÉ : « Consolez-vous du retardement des couches de Mme d'Aubigné ; les héros sont au moins 10 mois dans le ventre de leur mère. »

FODÉRÉ a observé chez sa femme, qui, entre parenthèses, était la cousine germaine de BERNADOTTE et de JOSEPH BONAPARTE, que l'accouchement, dans deux grossesses successives, ne se termina qu'à 10 mois 1/2. Dans les deux cas, le travail avait commencé au

9e mois, et s'était suspendu, pour recommencer six semaines après[1].

**

Il est étrange, poursuit le Dr BOUCHACOURT, de voir que cette question (de la durée de la grossesse), vraiment capitale au point de vue des successions, ait été tranchée d'une façon si différente, suivant les divers pays.

Alors que, d'après la loi autrichienne, la légitimité est contestable, comme en France, à partir du 300e jour, les autres Codes ont reflété plus de largeur d'idées. C'est ainsi qu'en Prusse, la légitimité n'est arrêtée qu'à 302 jours; et, en Angleterre, seulement à 311[2].

Et même, en Amérique, la loi est encore bien plus libérale, puisqu'elle ne fixe aucune date pour la durée de la grossesse.

**

La durée de la grossesse semble être un peu plus longue chez les peuples primitifs que chez les peuples civilisés; on ne peut malheureusement l'affirmer, en raison même de l'insuffisance des observations, ce qui a trait à la sphère génitale échappant le plus souvent, dans ces cas, à toute recherche scientifique sérieuse.

Si on s'en rapportait à ce qui se passe chez les Arabes, race longtemps rebelle à la civilisation dont nous ayons pu percer jusqu'à un certain point les mystères, la durée de la grossesse serait tout à fait

---

1. Ce fait est rapporté par BRIAND, *Médecine légale*, t. I, 262.
2. PLAYFAIR, *Traité d'accouchements*, 1879, 191.

indéterminée et pourrait même atteindre un nombre de mois véritablement fantastique. C'est ainsi que les auteurs arabes et Si-Khélil, après eux, acceptent sans sourciller que la grossesse peut durer jusqu'à 4 ans!

Il est probable que les races humaines de petite taille présentent une durée moindre de la grossesse que les races de grande stature.

L'influence de la taille n'est sans doute nullement négligeable, dans la tendance au raccourcissement de la grossesse, que nous avons constatée précédemment, et cela, depuis l'antiquité jusqu'à nos jours. Il suffit de comparer les ossements qu'on rencontre dans les tumulus et dans quelques tombes de l'époque gallo-romaine, pour se rendre compte de la diminution moyenne de la taille depuis ces temps relativement peu reculés.

Quand on visite un musée d'artillerie ayant une certaine importance, on est toujours frappé par la différence notable de taille qui existe entre l'homme actuel et l'homme non pas seulement de l'époque romaine, mais simplement du moyen-âge et des siècles suivants, jusqu'à Louis XIV. Il suffit, en effet, de comparer la stature d'un homme de taille moyenne avec une armure ordinaire, pour se convaincre que, en quelques siècles, il y a eu une diminution notable dans la masse des spécimens de l'espèce humaine, cette diminution portant sur la largeur, peut-être encore plus que sur la hauteur.

Etant donné le poids des armures de Louis XIII, dont trois modèles existent au musée des Invalides, il est certain que la force musculaire a diminué d'une façon extraordinaire en quelques siècles.

Les naissances avant terme.

A sept mois, l'enfant est viable ; ceux qui naissent avant ce terme ne vivent que peu de jours, malgré les soins minutieux dont on les entoure ; on ne cite qu'un très petit nombre d'enfants, venus au monde avant le septième mois, qui aient vécu. SAINT-SIMON rapporte que le duc de ROQUELAURE, ayant épousé une femme d'une rare beauté, qui accoucha avant le sixième mois d'une charmante fille : « Mademoiselle, dit à l'enfant le mari résigné, soyez la bienvenue, je ne vous attendais pas si tôt. »

Nous ne parlons pas du célèbre maréchal de RICHELIEU, né, dit-on, à cinq mois ; la science se contente d'affirmer que le fait est impossible.

Le seul exemple, authentique, d'un enfant qui ait survécu, quoique né longtemps avant terme, est celui de FORTUNIO LICETI, fils d'un célèbre médecin de Gênes, et qui devint lui-même professeur de philosophie et savant médecin. Né après six mois de grossesse, chétif et n'ayant qu'un souffle, à chaque instant près de s'éteindre, son père le fit enfermer dans une boîte de coton, autour de laquelle on entretenait une température uniforme. Enfin, le jeune Fortunio fut élevé avec une si intelligente sollicitude, qu'il acquit une santé parfaite, professa avec un grand éclat à Pise et à Padoue, et, entre plusieurs ouvrages, laissa de très curieuses dissertations sous les titres suivants : *De his qui diu vivunt sine alimento; De monstrorum causis ; De spontaneo viventium ortu.*

LICETI, né en 1577, mourut en 1657; par conséquent, sa naissance prématurée ne l'empêcha pas de prolonger sa vie jusqu'à 80 ans.

Comment, en Chine,
se reconnaît un fils de l'Empereur.

En Chine, dans le palais impérial, chacune des 72 concubines ayant un véritable « livre de compte de coït », il suffit de s'y reporter au moment voulu. Le Dr MATIGNON nous donne à ce sujet les détails suivants[1].

« Quand l'empereur désire une femme, il inscrit son nom sur un jeton, le donne à l'eunuque, qui le remet à la femme élue. Celle-ci est portée, en chaise, dans la chambre de son auguste maître. Deux eunuques veillent à la porte, et, au point du jour, vont réveiller l'impériale concubine, qu'ils ramènent dans ses appartements. Son nom est inscrit sur un registre, où il est noté que, telle nuit de telle lune, elle a eu des rapports avec l'Empereur, lequel appose sa signature au bas de cette constatation.

Cette comptabilité est destinée à sauvegarder les droits des enfants qui pourraient naître ».

On peut affirmer que, chez les peuples civilisés, où la liberté de la femme est presque absolue, la détermination de la date du coït est généralement impossible.

Grossesses extra-utérines.

On en compte des exemples nombreux, mais particulièrement de grossesse abdominale, établie entre le vagin et le rectum. RIOLAN est le premier, semble-t-il, qui ait décrit une semblable conception, qu'il avait observée, en 1650, chez une blanchisseuse de la reine ANNE D'AUTRICHE; cela lui attira les brocards de GUY

1. MATIGNON, *Superstition, crime et misère en Chine*, 1900.

PATIN, qui n'en voulait rien croire, ce qui prouve que le fait était nouveau pour ce siècle.

Le *Journal des savants* (année 1678), et les *Transactions philosophiques* (n° 39) en citèrent successivement quelques observations.

SAVIARD, en 1686, découvrit quelque chose d'analogue à un fœtus ossifié dans l'ovaire gauche d'une femme morte en travail d'enfant, en qui on trouva le vagin et l'utérus très sains, et le fœtus, mort depuis environ huit jours, renfermé dans une poche située entre la matrice et le rectum, dans la cavité que forme l'os sacrum par sa courbure[1].

Depuis ces époques, MAURICEAU, REGNIER DE GRAAF, LITTRE, DUVERNEY, DIONIS, BASSIÈRE, VARNIER, VAN DER BELEN, LAUGIER, BAUDELOCQUE, et différents auteurs dont les observations se trouvent dans le recueil périodique de la *Société de médecine de Paris*, ont décrit le même fait, avec quelques légères différences[2].

Grossesse imaginaire.

La question qui fut agitée naguère à la *Société d'hypnologie*[3], sur l'initiative de M. WIAZEMSKI (de Saratov), est de celles qui nous doivent préoccuper, au point de vue social et thérapeutique.

Il s'agit d'une jeune fille de 15 ans qui, à force d'entendre ses parents fulminer contre les malheureuses qui deviennent grosses en dehors du mariage, finit par avoir la phobie de devenir enceinte. Dès ce jour, la jeune fille observe les femmes enceintes, pour

---

1. *Recueil d'observ. chirurg.*, de SAVIARD, 243 et 313.
2. F. E. FODÉRÉ, *Traité de médecine légale*, t. I, 454.
3. Séance du 20 octobre 1908.

tâcher de découvrir les signes de la grossesse, et elle remarque que toutes ont les yeux cernés. Un jour qu'elle se regarde dans la glace, elle constate qu'elle a, elle aussi, les yeux cernés : elle en conclut qu'elle est enceinte. Elle avoue n'avoir eu de rapport avec aucun homme, ou plutôt elle a dû l'oublier, prétend-elle. Aucun raisonnement, aucune persuasion, ne peuvent la convaincre de l'inanité de ses craintes ; la suggestion hypnotique l'a débarrassée complètement de son obsession.

Cette observation n'est pas pour nous surprendre[1] ; comme l'a opportunément rappelé M. Paul FAREZ, les phénomènes objectifs de la grossesse s'installent très facilement sous l'influence de l'autosuggestion ou de l'imitation : tels ces maris qui présentent le curieux phénomène qu'on a appelé la « couvade », et qui sont affligés de vomissements incoercibles, dès que leur femme présume qu'elle est enceinte.

Grossesses sine coïtu.

La *Chronique médicale*, dans son n° du 1er mai 1910 (p. 313) reproduisait cette lettre de M. Ch. SADOUL, le distingué directeur du *Pays lorrain*.

« Mon arrière-grand'mère racontait, sans y croire, deux amusantes histoires de grossesses *sine coïtu*.

---

1. Le Dr VOISIN a cité le cas d'une jeune fille qui n'osait aller aux cabinets, parce qu'elle craignait qu'un homme n'y fût allé avant elle et qu'y allant après lui, elle ne fût exposée à devenir enceinte. C'est un peu la donnée qu'a développée BARBEY D'AURE-VILLY, dans les *Diaboliques* : une jeune fille s'asseoit sur un fauteuil que vient de quitter un jeune homme... et aussitôt, elle s'aperçoit qu'elle est enceinte ! C'est peut-être aller vite en besogne.

A Raon-l'Etape, où elle habitait, une de ses jeunes voisines, vers 1830, était devenue enceinte. Comme elle n'était pas en puissance de mari, mon arrière-grand'mère lui fit reproche de sa conduite. « Que voulez-vous, répondit la voisine, il n'y a point de ma faute. En voyageant dans les foires, où je vends de la mercerie, j'ai été obligée de coucher à Rambervilliers, dans un lit où un homme avait dormi la veille; on n'avait pas changé les draps et il n'en a pas fallu plus pour me mettre dans la position où vous me voyez. »

« Une autre voisine, peu de temps après, devint grosse, elle aussi; celle-là était mariée, mais son mari vivait au loin depuis plus d'un an. Comme ma bisaïeule le lui faisait remarquer, elle ne s'étonna point : « C'est vrai que *mon homme* est parti depuis longtemps, mais on s'écrit... »

Moyen de savoir si une femme enfantera ou non.

Les moyens qu'employaient les anciens Égyptiens, pour savoir si une femme enfantera ou non, montrent combien, au temps des Pharaons, les Égyptiens étaient (comme les Égyptiens d'aujourd'hui) désireux d'avoir de la progéniture. Faisons-en connaître quel-ques-uns.

« Piler ou faire macérer une pastèque dans le lait d'une vache qui n'a eu que des veaux. Donner à boire avec du suc d'absinthe : si la femme rend ce breuvage elle aura un enfant; si elle peut le supporter, elle n'enfantera jamais.

« Prends les doigts de la femme dans ta main, étends son bras, et applique-le le long de son corps. Promène ta main le long de son bras : si tu sens ses veines s'effacer sous tes doigts, elle aura un enfant,

« Prends de l'orge et du froment, fais-en deux paquets et place-les dans son urine de chaque jour : si les graines germent ensemble, elle aura un enfant. Si l'orge germe le premier, ce sera un garçon ; si c'est le froment, ce sera une fille. Si les graines ne germent ni l'une ni l'autre, elle n'aura point d'enfants. »

Les « envies » de femmes grosses.

Tous les médecins connaissent ces anomalies, congénitales ou accidentelles, du tégument, que les commères appellent des *envies*, et que nous nommons, plus scientifiquement, des *nœvi*.

Ces *nœvi* varient de forme, de coloration, d'étendue. Tantôt ils nous apparaissent comme des *grains de beauté*, ou des *signes*. En général, ils sont de la grosseur d'une lentille, d'un grain de chénevis ou de millet ; parfois, ils atteignent des dimensions plus considérables, depuis celle d'une pièce de un franc jusqu'à celle d'un écu de cent sous.

Leur siège n'a rien de fixe : on en a trouvé sur toutes les parties du corps, mais ils apparaissent de préférence à la face, à la partie postéro-externe du cou, à la partie antérieure du thorax, à la région dorsale de la main, dans le voisinage des organes génitaux, sur la région fessière, etc.

On a décrit le *nœvus* pigmentaire, punctiforme ; la tache pigmentaire et la plaque pigmentaire. Tache, plaque ou point, peu importe au regard de la pathogénie.

***

Celle-ci est restée fort controversée. De ce que ces

nœvi ou *taches* ont la forme de fruits (melons, fraises, raisins, groseilles); de pattes d'animaux (écrevisses, grenouilles), on en a tôt conclu, dans le peuple, que la mère aura eu, durant sa grossesse, *envie* de ces substances comestibles; que cette envie a été contrariée, et que l'enfant, contenu dans son sein, en aura reçu une empreinte durable.

Comment ces images ou ces pensées peuvent passer du cerveau de la mère à l'enfant et, dans certains cas, aller retentir sur le fœtus, sous forme d'empreintes, de monstruosités, ressemblant à des objets qui auraient frappé l'imagination de la mère pendant la grossesse, nous ne nous chargeons pas de l'expliquer. Qu'il y ait corrélation entre la chose qui a pu frapper l'esprit de la mère, et la marque ou la difformité dont son enfant est porteur, voilà qui est de démonstration difficile : nous nous aventurerons moins en ne parlant que de coïncidences.

Et cependant, il est hors de doute que les affections morales brusques, une émotion vive, par exemple, peuvent occasionner des malformations congénitales ; on admet même[1] que les malheurs, les chagrins de longue durée, les idées fixes, en occasionnant des troubles dans la santé de la mère, pourront parfois provoquer quelques malformations chez l'enfant.

L'imagination est-elle en jeu dans de pareilles conjonctures? La réponse n'est pas aisée à faire.

« Ce qui nourrit les préjugés à l'égard de l'imagi-

---

1. *Des nœvi pigmentaires* (Taches de naissance, signes, envies), par M. L. A. HUGUES. Paris, Doin, 1890.

nation, écrivait un auteur de l'avant-dernier siècle[1], c'est qu'on ne fait guère observer les particularités de forme ou de couleur qu'autant qu'on y croit voir une ressemblance avec quelqu'un des objets dont les mères se rappellent avoir eu l'idée durant leur grossesse; tandis qu'on ne prend jamais note de ces cas, beaucoup plus nombreux, où elles ont eu l'imagination frappée, sans qu'il en soit résultée la moindre marque sur leurs enfants. L'on voit beaucoup d'anomalies sur des enfants dont les mères ne se souviennent d'aucune envie; l'on n'en voit point sur d'autres dont les mères disent avoir eu telle ou telle envie; et, au lieu d'en conclure ce qui en résulte évidemment, savoir que les envies ne peuvent, par conséquent, être cause des effets qui ont lieu sans elles et n'ont pas lieu avec elles, on en a conclu le contraire. »

Quand l'anomalie de l'enfant s'accorde avec la prédiction de la mère, il y a de quoi convaincre les plus sceptiques; mais, d'ordinaire, ce n'est qu'après l'accouchement, quand on a constaté l'anomalie, qu'on essaie de savoir ce qui a pu la provoquer : alors on interroge la mère, laquelle avoue ne se souvenir de rien; on fait appel à l'entourage, et il se trouve toujours, comme à point nommé, une ou plusieurs personnes pour rappeler à la mère que, pendant sa grossesse, elle a vu tel spectacle qui l'a impressionnée. Elle arrive alors, sous l'influence de la suggestion collective, à s'en persuader elle-même, et désormais

---

1. *De l'imagination considérée dans ses effets directs sur l'homme et sur les animaux, et dans ses effets indirects sur le produit de la gestation*, par DEMANGEON, 2ᵉ éd. Paris, 1829. La première édition de cet ouvrage est de 1788.

rien ne lui enlèvera de l'idée qu'il y a une relation de cause à effet entre la difformité de son enfant et l'impression qu'elle a reçue.

*_**

Le chirurgien SAINT-GERMAIN, que certains de nos lecteurs ont pu connaître à l'hôpital des Enfants-Malades, racontait, à cet égard, un fait qui peut donner matière à réflexion. Pendant qu'il était chargé du service de la Maternité, à Cochin, on lui amène, un jour, une femme de 26 ans, qui en était à sa troisième ou quatrième grossesse. Elle était désolée à l'idée qu'elle allait accoucher d'un monstre. « Mon enfant, disait-elle en se lamentant, sera un écureuil! » Et comme le chirurgien lui demandait sur quoi elle basait cette appréhension, la femme conta que, vers le cinquième mois de sa grossesse, alors qu'elle passait près d'un marchand d'oiseaux, un écureuil avait sauté d'une cage sur ses épaules et lui avait causé une grande frayeur; elle restait convaincue qu'elle mettrait au monde un écureuil. « Je n'attachai, ajoute Saint-Germain, aucune importance à son dire; j'assistai, par hasard, à son accouchement : elle mit au monde un enfant superbe, qui présentait, depuis la septième vertèbre cervicale jusqu'au coccyx, une quarantaine de poils rouges, longs, qui tombèrent dans les jours suivants, mais qui n'en confirmèrent pas moins la mère dans l'opinion que l'écureuil avait été pour quelque chose dans l'évolution de son produit. « Voilà, disait en terminant le narrateur, un fait qui doit rester comme un exemple des événements bizarres et réels qui accréditent certaines croyances[1]. »

1. *Chirurgie orthopédique*, par SAINT-GERMAIN, 1883.

*
* *

Ces croyances remontent haut ; de tout temps, on peut dire, on s'est préoccupé, aussi bien les médecins que le public, de ces étranges caprices de la nature. De tout temps on a recherché si la mère avait eu une *envie*, une *désirance* (ainsi parle-t-on en Picardie, en Champagne, dans le Nivervais, etc.), une *lubie*. « La nature, ne craint pas d'écrire le professeur Brissaud[1], accomplit parfois des choses si extraordinaires, qu'on ne saurait nier formellement la réalité de cette cause ; les médecins ont été les premiers à chercher la confirmation de cette opinion, en accumulant un grand nombre d'observations, qui auraient gagné à être sérieusement contrôlées ». Peut-être, si ce contrôle eût été exercé, dans le cas où il aurait été possible, aurait-on reconnu, avec l'illustre naturaliste GEOFFROY SAINT-HILAIRE[2], que « tous ces faits tombent et se réduisent à rien, dès que l'on soumet à l'épreuve d'un examen, quelque peu approfondi, tout cet échafaudage de faits sur lesquels les anciens avaient cru pouvoir élever, comme sur une base solide, leur explication des anomalies du fœtus par l'influence de l'imagination de la mère. »

Bon nombre des observations que nous allons passer en revue sont sans doute sujettes à caution ; mais il en est qui sont certifiées par des hommes d'une autorité indiscutable, d'une probité hors de conteste ;

1. *Histoire des expressions populaires, relatives à l'anatomie, à la physiologie et à la médecine*, par ED. BRISSAUD. Paris, Chamerot, 1888.
2. *Hist. gén. et partic. des anomalies de l'organisation de l'homme et chez les animaux.*

à ce titre, elles méritent de retenir l'attention de ceux que n'aveuglent pas plus le parti pris que les préjugés.

***

Moïse[1] nous fournit le premier exemple d'un phénomène aussi surprenant. Fatigué de la lenteur de Laban à reconnaître ses services, Jacob convient, avec son beau-père, que tous les petits, tachetés de diverses couleurs, qui naîtront du troupeau dont la garde lui est confiée, lui appartiendront : en conséquence de cet accord, Jacob cherche à mettre en jeu l'imagination des brebis et des chèvres. Il jonche de branches de diverses couleurs le fond des canaux où il a coutume de faire boire son troupeau. Par cet innocent stratagème, il se venge des promesses stériles de Laban, et ses femelles ne mettent bas que des petits marqués de diverses couleurs.

Hésiode, contemporain d'Homère, avait cru, plus de quatre siècles avant Empédocle, que l'imagination des parents entrait pour quelque chose dans la configuration du fœtus; car à quel propos aurait-il écrit qu'un mari doit bien se garder de caresser amoureusement sa femme, en revenant de quelques funérailles? Le vrai moment, selon lui, de travailler à se reproduire, c'est au sortir d'un banquet, ou lorsqu'on vient de s'amuser.

Le philosophe Empédocle, d'Agrigente en Sicile, qui, suivant l'opinion la plus commune, tomba à la mer, et s'y noya, dans un âge fort avancé, 440 ans avant J.-C., n'admettait point d'autre cause de la

---

1. *Genèse*, chap. XXX, v. 37 et suivants.

dissemblance des enfants avec leurs père et mère, que l'imagination des femmes enceintes. « Empédocle tient, dit le naïf traducteur de Plutarque, que, par l'imagination de la femme en la conception, se forment les enfants : car souvent des femmes ont été amoureuses d'images et de statues, et ont enfanté des enfants semblables à icelles[1]. »

Mais Empédocle était partisan de la doctrine de Pythagore : il admettait la métempsychose ou la migration de l'âme dans le corps d'un autre être vivant ; il était conséquent avec ses doctrines, en admettant l'influence de l'imagination sur le produit de la conception.

HIPPOCRATE lui-même paraît avoir, un des premiers, après HÉSIODE et EMPÉDOCLE, reconnu l'influence de l'imagination des femmes enceintes sur le fœtus. Voici un passage, extrait du livre de la *Superfétation*, qui ne laisse aucun doute sur la croyance de ce grand médecin à cet égard :

« Si les femmes grosses désirent manger de la terre ou du charbon, et qu'elles en mangent réellement, leurs enfants apportent, en naissant, sur la tête, les marques de ces substances. »

Si prægnantes terram aut carbones devorare cupiant, devorentque, in capite puerorum editorum signa horum comparent[2].

Mais rien ne prouve qu'Hippocrate soit réellement l'auteur du livre qui lui est généralement attribué, et cela seul est un argument qui compte.

1. *OEuvres morales de Plutarque*, traduction d'Amyot, édit. in-fol. de VASCOSAN, liv. V.

2. *Hippocratis opera*, etc. Basileœ, in officinâ Andreœ Cuatandri, ann. 1526.

Soranus, médecin célèbre, nous apprend, dans ses écrits, que l'imagination des femmes peut également influer sur leurs fœtus; et il le prouve par l'exemple suivant. Comme Denys le tyran était fort laid, et qu'il ne voulait point avoir d'enfants semblables à lui, il avait coutume de mettre sous les yeux de sa femme, dans le moment des caresses amoureuses, une fort belle image, afin qu'en désirant violemment la beauté de ce portrait, cette femme pût, en quelque sorte, s'en emparer, et la transmettre à son fruit, à l'instant de la conception.

Aristote, formé à l'école de Platon, avait adopté le sentiment de son maître sur l'influence de l'imagination des femmes enceintes, comme il est aisé de s'en convaincre par la lecture de ses ouvrages. « Souvent, dit ce prince des anciens philosophes, les enfants apportent, en naissant, les verrues, les envies ou les cicatrices dont leurs père et mère sont marqués. Quelquefois ces sortes de signes ne se reproduisent qu'après la troisième génération. Un homme, par exemple, qui avait au bras une tache noire, engendra un fils qui n'en fut point marqué; mais on reconnut, sur le bras même du petit-fils, la tache de l'aïeul ». Le sentiment du philosophe de Stagyre pourrait avoir ici d'autant plus de poids, que, fils du médecin Nicomachus, dont il avait hérité les lumières, il fut encore obligé, pour vivre, d'exercer lui-même, pendant quelque temps, une des parties de la médecine. Maintenant, ne s'agit-il pas, dans le cas cité par Aristote, d'hérédité et non d'une influence de l'imagination?

Pline, que sa mort tragique a fait surnommer, par quelques-uns, le martyr de la Nature, est un de ceux qui ont le plus contribué à accréditer le pouvoir de l'imagination dans le grand œuvre de la génération. Il pose, en effet, comme une vérité démontrée, ce qu'Aristote n'avait osé présenter que sous les apparences du doute. « C'est, nous dit-il, des idées auxquelles l'esprit se livre, et des images qu'on se représente, dans le moment de la conception, que dépendent les ressemblances ». Pline, qui est la crédulité même, ne pouvait qu'adopter la version populaire.

Il n'est pas jusqu'à saint Thomas, qui n'ait sérieusement discuté, et ensuite adopté cette opinion devenue générale ; car, si nous en croyons ce docteur, surnommé, par les théologiens les plus éclairés de son siècle, l'*Ange de l'Ecole*, l'imagination a une sorte d'énergie sur la matière corporelle qui, en conséquence, se moule sur les objets auxquels celle-ci s'est arrêtée ; et c'est, ajoute-t-il, dans le pouvoir de l'imagination, au moment du sacrifice amoureux, qu'on trouve la cause des dissemblances. Pour un saint, c'est s'attaquer à une matière bien scabreuse ; mais passons.

Il se trouve dans un vieux livre, n'est-il pas de Thomas Bartholin, un effet assez singulier du pouvoir de l'imagination chez un homme : quand sa femme accouchait, ce malheureux était travaillé de coliques plus ou moins violentes. Quelque singulier qu'il soit, l'exemple n'est pas unique.

Il existait jadis aux Grandes-Loges, village qui se trouve sur la route entre Châlons et Reims, un homme qui, toutes les fois que sa femme était dans les douleurs de l'enfantement, éprouvait lui-même, dans la région inférieure du bas-ventre, des coliques si aiguës,

que plus d'une fois le chirurgien-accoucheur fut
obligé de quitter cette femme dans l'intervalle des
fausses douleurs, pour donner tous ses soins à cet
infortuné, dont les cris plaintifs faisaient rire et
pleurer en même temps une partie du voisinage. On
sait qu'il existe encore dans certains pays, le Béarn,
en particulier, la coutume dite de la *couvade* ; c'est
l'homme qui se met au lit, quand sa femme vient
d'accoucher[1]

Le fait rapporté au Père MALEBRANCHE par l'un
de ses amis, semblerait une preuve sans réplique du
pouvoir de l'imagination. Le voici tel que nous l'a
conservé ce profond métaphysicien :

« Un homme d'âge, qui demeure chez l'une de mes sœurs,
étant malade, une jeune servante de la maison tenait la chan-
delle, comme on le saignait au pied. Quand elle lui vit
donner le coup de lancette, elle fut saisie d'une telle appréhension, qu'elle sentit, trois ou quatre jours ensuite, une
douleur si vive, au même endroit du pied, qu'elle fut obligée
de garder le lit pendant ce temps[2], »

Mais nous sortons ici de notre sujet ; nous retrou-
verons, d'ailleurs, Malebranche un peu plus tard.

Ambroise Paré[3] nous a transmis, comme un monument de la vertu imaginative des mères, la figure
monstrueuse d'un enfant qui vint au monde avec la
face d'une grenouille. La mère de cet enfant ayant la
fièvre, un de ses voisins lui conseilla, pour l'en gué-
rir, de prendre une grenouille vivante, et de la tenir

1. Nous en parlons plus loin avec détails.
2. *Recherche de la Vérité*, 4 vol. in-12, t. I, l. II, part. I,
chap. VII, § 2, page 248.
3. AMB. PARÉ, liv. XXV, *Des Monstres*, ch. IX, 1022.

dans sa main, jusqu'à ce qu'elle fût morte. Cette femme, tenant toujours la grenouille, reçut, pendant la nuit, les embrassements de son mari ; et, à l'époque ordinaire, elle accoucha d'un enfant qui avait la figure de cet animal. Le père s'appelait Esme Petit, et la mère, Magdelaine Sarboucat.

Ce fait, arrivé en 1517, en la paroisse de Bois-le-Roi, dans la forêt de Bière, sur le chemin de Fontainebleau, ne paraît laisser aucun sujet de douter de la réalité de son existence ; puisqu'un chirurgien titré, avec les officiers de la justice de Harmois, ont tous examiné l'enfant, et que, sur la déposition du père, ils ont dressé procès-verbal de la cause de ce phénomène.

Pour A. Paré, l'imagination de la mère ne peut agir sur le fœtus qu'au moment de la conception ; mais les difformités sont dues, pour la plupart, à d'autres causes : à l'étroitesse de la matrice, au coït pendant les règles, etc.

*
* *

Le chevalier Digby a justifié sa croyance au pouvoir de l'imagination par nombre d'exemples, dont deux surtout, par l'air de vérité qui les caractérise, méritent d'être signalés.

Mme de Fortescu, nièce du chevalier anglais de ce nom, et fille du comte Arondel avait une passion si décidée pour les mouches, qu'elle s'en masquait, pour ainsi dire, tout le visage, croyant ajouter encore par là aux agréments de la figure dont elle était douée. Comme elle était alors enceinte, Digby lui représenta qu'en prenant tant de plaisir à regarder dans le miroir cette multiplicité de mouches, elle avait à craindre que l'enfant qu'elle mettrait au monde n'eût le visage parsemé de taches noires. Elle écouta son oncle, et jeta toutes ses mouches; mais la crainte que cette malheureuse prédiction ne vînt à se réaliser, lui occupa si fortement l'imagination pendant tout le temps de sa grossesse, que son enfant apporta, en naissant, tout au milieu du front, une tache noire de la grandeur qu'elle se l'était figurée. Cet accident merveilleux, dit l'auteur, a été connu de toute l'Angleterre[1].

Le second exemple que nous fournit Digby, non moins singulier, est encore plus frappant. Il assure que Marie Stuart, étant grosse du roi Jacques, quelques seigneurs d'Ecosse entrèrent dans sa chambre, et tuèrent en sa présence son secrétaire, qui était Italien, quoiqu'elle se fût jetée au-devant de lui pour les en empêcher; que cette princesse reçut quelques légères blessures, et que la frayeur dont elle fut saisie fit sur son imagination de vives impressions, qui se communiquèrent à l'enfant qu'elle portait dans son sein : de sorte que le roi Jacques, son fils, demeura, toute sa vie, sans pouvoir regarder une épée nue. Digby ajoute qu'il ne put douter de la chose, lorsqu'il fut fait chevalier ; car ce prince, lui devant toucher l'épaule de l'épée, il la lui porta droit au visage, et l'en eût même blessé, si quelqu'un ne l'eût conduite adroitement où il fallait[2].

Mais une observation plus typique nous est fournie par Malebranche, cité plus haut.

« Il y a environ sept ou huit ans, raconte Malebranche,

1. *Discours touchant la guérison des Plaies par la poudre de sympathie*, in-12; Bruxelles, 1678, 362.
2. *Ibidem*, 364.

que l'on voyait aux Incurables un jeune homme qui était né
fou, et dont le corps était rompu dans les même endroits où
l'on rompt les criminels. La cause de ce funeste accident fut
que sa mère, ayant su qu'on allait rompre un criminel, l'alla
voir exécuter. Il a vécu près de vingt ans en cet état : plusieurs personnes l'ont vu, et la feue reine mère allant visiter
cet hôpital, eut la curiosité de le voir, et même de toucher
les bras et les jambes de ce jeune homme, aux endroits où
ils étaient rompus. »

Rapportons encore, sur la foi de ce philosophe,
l'exemple suivant, qui est loin d'être aussi merveilleux que le suppose celui qui le narre :

« Il n'y a pas un an, rapporte MALEBRANCHE, qu'une femme,
ayant considéré avec trop d'attention le Tableau de Saint-
Pie, dont on célébrait la fête de la canonisation, accoucha
d'un enfant qui ressemblait parfaitement à la représentation
de ce saint. Il avait le visage d'un vieillard, autant qu'en est
capable un enfant qui n'a point de barbe. Ses bras étaient
croisés sur sa poitrine, ses yeux tournés vers le ciel, et il
avait très peu de front, parce que l'image de ce saint, étant
élevée vers la voûte de l'Eglise en regardant le Ciel, n'avait
aussi presque point de front. Il avait une espèce de mître
renversée sur ses épaules, avec plusieurs marques rondes
aux endroits où les mitres sont couvertes de pierreries. Enfin,
cet enfant ressemblait fort au tableau sur lequel sa mère
l'avait formé par la force de son imagination. C'est une chose
que tout Paris a pu voir aussi bien que moi, parce qu'on l'a
conservé assez longtemps dans de l'esprit-de-vin[1]. »

La critique médicale de ce fait est assez aisée à
faire : il s'agit, dans ce cas, d'un de ces enfants dont
le cerveau tombe, avec ses membranes, sur la nuque,
comme une poche, les os du crâne n'étant pas assez
développés pour le contenir ; le tiraillement qu'en

1. *Recherche de la vérité*, t. I, 245-251 et 253.

éprouvent les nerfs optiques font tourner les yeux en haut. La maladie qui avait empêché les os du crâne de se développer suffisamment pour contenir le cerveau avait dû nécessairement produire aussi un amaigrissement et des rides sur le visage.

Quant au croisement des bras sur la poitrine, c'est chose naturelle à l'enfant, non seulement dans la cavité utérine, mais après sa venue au monde, quand on lui laisse les mains libres et qu'il est au repos. Nous classerions aujourd'hui le monstre décrit par MALEBRANCHE dans la catégorie des enfants acéphales ou anencéphales, qui rappellent vaguement des grenouilles ou des oiseaux.

Plus difficile à expliquer serait le cas suivant, relaté dans le *Journal de Verdun* (novembre 1711) :

« La femme d'un nommé ROBINET accoucha d'un fils qui est né avec la figure d'un soleil où l'on expose le Saint-Sacrement, distinctement marqué sur la poitrine; or, on voyait même la trace de Jésus-Christ, qui avait une plus grande blancheur que le reste de la figure. La mère disait que, dans le temps qu'elle devenait enceinte, elle avait regardé fixement le Saint-Sacrement exposé dans le soleil ! »

Au sujet de cet enfant, venu au monde avec un simulacre de Saint Sacrement, on s'est livré aux gloses les plus fantaisistes. On a considéré la femme enceinte et son enfant « comme deux cordes du même luth, qui sont à l'unisson : on ne saurait toucher l'une que l'autre ne résonne, ou du moins, en tremble aussitôt. La femme regardant avec zèle le Saint Sacrement, *son enfant le voyait comme elle*, puisque la mère et l'enfant sont dans une même contenance d'imagination et de sentiment. Il ne faut donc pas s'étonner si ses esprits (les esprits de l'enfant), mis à l'unisson

avec ceux de la mère et remués par la vue du Saint
Sacrement, imprimèrent sur la peau tendre de sa poitrine, où ils devaient être plus agissants qu'en tout
autre endroit, la figure du soleil dans lequel on expose
l'hostie consacrée ». Pour une explication tarabisco-
tée, celle-ci l'est au delà de toute expression.

Le docteur ANDRY, qui a traité si amplement des
*Moyens de prévenir et de corriger dans les enfants
les difformités du corps*, s'est également occupé des
marques plus ou moins bizarres, comme cerises,
mûres, fraises, taches de vin, taches de lait, etc., que
l'imagination seule de la mère imprime quelquefois
sur les différentes parties du corps de son enfant;
mais aucune idée originale n'est à relever dans sa
dissertation. Ce qui suit est plus digne d'attention, en
raison de la qualité du narrateur.

« Une jeune demoiselle, d'une rare beauté, vint un jour me
consulter, dit le baron de VAN SWIETEN, sur quelques affections hystériques auxquelles elle était sujette. J'aperçus une
chenille sur le cou de cette jeune personne. Craignant de
l'effrayer, je voulus d'une chiquenaude faire sauter cet
insecte. « Laissez, me dit-elle en souriant, laissez cette chenille, que je porte depuis ma naissance »; et elle voulut bien
me permettre de l'examiner. Je reconnus, à ne pouvoir m'y
méprendre, les poils droits et cette belle variété de couleurs
qui caractérisent cet insecte : et je puis dire que la ressemblance d'un œuf avec un œuf n'est pas plus parfaite que celle
que m'a présentée la chenille de cette demoiselle avec une
chenille vivante. Ce phénomène avait sa source dans l'imagination de la mère, qui affirmait qu'un jour qu'elle se prome-
nait dans un jardin, étant alors enceinte de cette demoiselle,
une chenille lui était tombée sur le cou et qu'elle avait eu
bien de la peine à l'en arracher. »

« Il y a des gens, ajouté Van Swieten, qui se riront de ma crédulité ; mais je voudrais bien que ces Messieurs me disent s'ils se croient en état de rendre raison de tant d'autres phénomènes que nous savons avoir lieu dans l'œuvre de la génération. Qu'ils nous disent, donc, par exemple, pourquoi la matrice, fécondée par la semence de l'homme, commence, après la conception, à croître dans toutes ses dimensions ; pourquoi les règles se suppriment ; pourquoi, après l'enfantement, la matrice perd de son volume, tandis que les mamelles se gonflent, etc. Ce serait pour les philosophes, même les plus subtils, quelque chose de bien embarrassant, que de démontrer le rapport intime qui unit la cause à ces sortes d'effets, dont personne, cependant ne conteste l'existence. On n'est donc pas mieux fondé à nier les effets de l'imagination de la mère sur le fœtus, parce qu'on ne peut concevoir le mécanisme par lequel ils s'opèrent. »

*
* *

Fontenelle a raison : les faits seront toujours bien au-dessus des meilleurs raisonnements possibles.

Quand, parmi les partisans du pouvoir de l'imagination des femmes enceintes, on compte, sans parler de l'historien sacré du peuple de Dieu, les hommes les plus fameux de l'Antiquité ; quand on voit, au commencement du xviie siècle, trois corps d'une des plus célèbres Universités du monde adopter unanimement cette même opinion, on n'est pas trop fondé à faire légèrement le procès au pouvoir de l'imagination des femmes sur leurs fœtus ; gardons-nous donc de traiter de visionnaires, d'ignorants ou d'imposteurs tous les grands hommes qui se sont déclarés en faveur d'une opinion basée successivement sur l'expérience de plus de trois mille ans.

LAVATER, qui avec GALL, a fondé la science, très discutable, il est vrai, de la physiognomonie, écrit, semble-t-il avec quelque justesse :

« ..... Les faits sont trop nombreux et trop bien prouvés pour qu'un observateur impartial puisse révoquer en doute l'existence des *envies*. Je mets volontiers de côté tout ce que l'exagération y ajoute souvent de faux et d'absurde; mais combien d'enfants ne voit-on pas, qui portent sur leur corps des figures ou des traits d'animaux, la couleur ou la forme d'un fruit, ou telle autre marque étrangère? Tantôt c'est l'empreinte d'une main sur la même partie que la femme enceinte a touchée dans un moment de surprise; tantôt, c'est une aversion insurmontable pour les mêmes objets qui ont répugné à la mère-pendant sa grossesse; quelquefois, il y a des enfants qui conservent toute leur vie des plaies ou des ulcères, quand l'imagination de la mère a été frappée par l'aspect d'une tête morte: en un mot, des marques de différentes espèces nous prouvent que les *envies* ont des origines très réelles, et qu'elles ne doivent pas être attribuées à des causes arbitraires. Par conséquent, nous sommes obligés d'admettre pour vraie une chose qui, en elle-même, est absolument incompréhensible; par conséquent, il est décidé que l'imagination d'une femme enceinte, excitée par une passion momentanée, opère sur l'enfant qu'elle porte dans son sein[1]. »

La science du XXe siècle ne saurait s'accommoder de pareilles conclusions. Dès le commencement du siècle dernier, une réaction s'est opérée en faveur d'idées plus rationnelles.

1. *Essai sur la physiognomonie*, t. III, ch. II (1787), par LAVATER.

PORTAL[1], pour expliquer les anomalies et malformations du fœtus, émettait l'avis que celles-ci pourraient bien être « l'effet de grossesses pénibles, laborieuses et d'autres fâcheuses dispositions de la mère ». Puis vint JACQUIN[2], qui attribua les taches de naissance à des « suites de maladies de la peau ».

GIRARD[3] les explique par des « écarts de la nature », et déclare que *le hasard seul* fait coïncider ces difformités avec une vive impression que la mère aurait pu ressentir pendant sa grossesse. ALIBERT[4] croit à des « écarts fortuits de la puissance de nutrition. »

CAZENAVE[5] se montre plus circonspect, mais ne propose aucune solution.

« On ignore, dit-il, entièrement, quelle peut être la cause prochaine des *nœvi*, et en accordant même, suivant les croyances vulgaires, quelque influence aux affections morales de la mère, influences qui sont évidemment nulles dans le plus grand nombre des cas, mais qu'on ne saurait rejeter entièrement dans quelques circonstances, il resterait à connaître leur mode de formation. On a cru voir que les *nœvi* étaient plus fréquents chez les enfants dont les mères étaient sujettes à des inflammations de la peau. Cette observation, si elle était rigoureusement vraie, ce qui n'est point démontré, serait une simple remarque, qui n'éclairerait en rien l'étiologie de ces altérations cutanées. »

---

1. *Considérations sur la nature et le traitement des maladies de famille et des maladies héréditaires*; 3ᵉ éd. (Paris, 1814), par ANT. PORTAL.

2. *Journal général de médecine, de chirurgie*, etc., t. XLIV, mai 1812.

3. *Idem*, t. XLVI, n° 13, janvier 1813.

4. *Nosographie naturelle*, t. I (1817).

5. *Abrégé pratique des maladies de la peau* (1828), par CAZENAVE et SCHEDEL.

GEOFFROY SAINT-HILAIRE[1] tourne la difficulté en raillant. Il rapporte l'histoire de cette fille, née à Valenciennes en l'an III, qui vint au monde, portant sur le sein gauche un *bonnet de la liberté*. Rien de remarquable dans cette anomalie, dit le savant naturaliste : mais ce qui l'est beaucoup, c'est que le gouvernement de l'époque crut devoir récompenser, par une pension de 400 francs, la mère assez heureuse pour avoir donné le jour à une enfant parée par la nature elle-même d'un emblême révolutionnaire.

Très prudemment, BOUCHUT[2] prononce que, « dans l'état actuel de la science, on ignore entièrement la cause du développement des *nœvus* (sic) ».

Au résumé, deux opinions se sont fait jour, relativement à la pathogénie des « envies ».

Les uns admettent la puissance de l'imagination ; les autres rejettent cette influence et attribuent les malformations et difformités congénitales à une maladie fœtale. Nous nous rangerions assez volontiers à cette dernière hypothèse, en exprimant toutefois cette réserve, que l'imagination joue le rôle de cause prédisposante, parce que, comme l'exprime très bien le Dr HUGUES, dans le remarquable travail auquel nous avons fait maints emprunts, « en provoquant de grandes commotions, elle (l'imagination) peut déranger la circulation fœtale ». En portant atteinte à la santé de la mère, l'enfant s'en ressent

1. *Hist. générale et particulière des anomalies de l'organisation de l'homme et chez les animaux*, t. I, 546 (Paris, 1832).
2. *Traité pratique des maladies des nouveaux-nés*, 7ᵉ éd. (1878).

par contre-coup et souffre dans sa nutrition; et si, parfois, il semble y avoir corrélation entre l'objet vu par la mère pendant sa grossesse et la malformation de l'enfant, on doit la mettre sur le compte du pur hasard.

* * *

En terminant, disons deux mots des différents traitements, plus ou moins singuliers, qui ont été proposés pour faire disparaître les *envies*. Les uns ont recommandé de les frotter, à plusieurs reprises, avec l'arrière-faix d'une femme nouvellement accouchée; les autres ont prétendu que la salive d'un homme à jeun avait suffi à les faire disparaître.

Van Helmont est allé jusqu'à prétendre que, si l'on met la main d'un homme, mort d'une maladie lente, sur une tache de naissance, jusqu'à ce que les parties intimes soient froides, le signe ou la marque s'efface. Nous ne mentionnons, est-il besoin de l'ajouter, cette thérapeutique bizarre qu'au seul titre de curiosité. Il serait oiseux d'en discuter la valeur.

La procréation des sexes à volonté[1].

Le Dr Schenk est, on s'en souvient, ce professeur de l'Université de Vienne et directeur de l'Institut d'embryologie, qui prétendait avoir réussi, après vingt années d'expériences, à déterminer et à fixer, à volonté, le sexe de l'enfant à naître, par le genre d'alimentation de la mère pendant la grossesse.

Après avoir été soumise au régime préconisé par

1. Cf. *Chr. méd.*, 15 mai 1898.

son mari, Mme Schenk avait accouché six fois de suite de six garçons, comme les deux époux le désiraient. Les autres expériences, faites dans la famille du docteur et chez plusieurs ménages amis, donnèrent des résultats non moins probants.

Une indiscrétion nous permet d'affirmer qu'un archiduc d'Autriche s'adressa, vers la fin de l'année 1896, au célèbre professeur d'embryologie. Possesseur d'une immense fortune, sans héritier mâle, le prince souhaitait ardemment un garçon. Sa femme était enceinte ; il demanda au Dʳ Schenk son secret. Quelques mois plus tard, son vœu le plus cher était exaucé. Il proposa vingt mille francs au praticien, qui les refusa. L'archiduchesse, mariée depuis dix-neuf ans, avait déjà donné le jour à huit filles.

*
* *

Jusque-là, le Dʳ Schenk s'était montré très réservé, même vis-à-vis de ses amis, ne voulant pas, disait-il, créer d'agitation inutile avant que l'Académie des sciences de Vienne, qui allait être saisie prochainement de sa découverte, se fût prononcée[1].

1. Ce travail était composé, quand parut le travail du Dʳ Léopold Schenk. Le *Temps* en a donné une longue analyse, dont nous extrayons ce qui suit : « Dans son étude, qui doit être détaillée et très documentée puisqu'elle contient exactement 109 pages, le savant fait l'exposé de sa méthode : il constate, en premier lieu, que les femmes atteintes de diabète ne donnent généralement le jour qu'à des filles. Beaucoup de femmes, sans être diabétiques avérées, éliminent cependant des traces minimes de sucre ; elles aussi n'engendrent que des filles. En soumettant ces femmes à une alimentation appropriée, facilitant l'élimination du sucre, à cette alimentation que l'on prescrit généralement aux diabétiques, qui est exempte de féculents, riche en albumine : viande, poissons, etc.,

Mais on n'avait pas attendu que le savant viennois eût livré à la publicité le secret de sa méthode pour la soumettre à la discussion.

A Berlin, le professeur VIRCHOW, interviewé par un rédacteur du *Berliner Tageblatt* sur la découverte du professeur Schenk, déclarait que l'hypothèse des femmes bien nourries, donnant le jour à des garçons, des femmes affaiblies, à des filles, ne reposait, selon lui, sur aucun fait d'observation. Pour juger de la valeur du système du Dr SCHENK, il faudrait savoir quand l'influence de la nutrition de la mère commence à s'exercer sur le développement de l'enfant. D'ailleurs, selon Virchow, l'ovule porte déjà en lui le germe masculin ou féminin. Il ne croit donc pas que la solution du problème de la génération facultative des sexes soit possible.

etc., il les a vues souvent donner le jour à des garçons. Des recherches minutieuses lui ont démontré également qu'il convient de donner une grande importance à l'observation de certains principes contenus dans les excreta liquides, tels que l'acide urique, les matières colorantes de l'urine, la créatine, etc. Schenk a constaté que ces matières se montrent en quantité plus grande dans tous les cas où il s'agit d'un garçon. En conséquence, il arrive à cette conclusion : pour procréer des enfants mâles, il faut que la constitution de la mère soit telle que les excreta liquides de celle-ci ne contiennent pas de traces de sucre. Il faut également que les proportions des substances dont on vient de lire la nomenclature : l'acide urique, la créatine, etc., soient grandes ou augmentées. Dans le cas où le sucre n'est pas éliminable, tout espoir d'arriver à cette détermination des sexes doit être considéré comme perdu. Si l'on tient rigoureusement compte de ces principes, on comprend, dit le Dr Schenk, comment, dans certains cas, on peut obtenir des descendants mâles. Il termine en disant que sa méthode agit d'autant plus sûrement que la mère l'entreprend plus tôt. Le traitement doit commencer au moins deux mois avant la conception et être continué jusqu'au troisième mois de la grossesse ». Consulter, sur cette question, l'article très étudié de M. Henry de VARIGNY, paru dans le *Temps* du 8 mai 1898.

Le professeur HERTWIG, tout en ne voulant rien affirmer, reconnaissait qu'on pouvait exercer une certaine influence sur le développement de l'embryon chez les animaux inférieurs.

Le professeur GUSSEROW, directeur de la clinique pour accouchements à l'Université de Berlin, rendait hommage au passé scientifique de Schenk, tout en restant sceptique à l'égard de sa découverte, qui serait, si elle se vérifiait, d'extraordinaire importance.

Le professeur MUNCK, directeur de l'Institut physiologique, se montrait moins réservé. Il reconnaissait la parfaite possibilité de la découverte, étant donné que M. Schenk est un homme de grande valeur.

Un rédacteur de l'*Italie* alla consulter une illustration de la science italienne, le Dr GUIDO BACELLI, professeur de clinique médicale à l'Université de Rome.

« La seule chose que je peux dire, répondit le médecin italien, c'est qu'expérimentalement, la découverte du Dr Schenk n'est pas prouvée.

— Mais croyez-vous qu'il soit possible de faire à volonté des enfants d'un sexe déterminé d'avance?

— Il y a longtemps que certaines sages-femmes le prétendent, mais l'école expérimentale est obligée de confesser que, quand leurs prédictions se réalisent, cela n'a rien de scientifique : c'est un pur effet du hasard. »

Ajoutons encore que, dans le monde scientifique français, et particulièrement au Collège de France et à la Faculté de médecine, on s'enferma dans une prudente réserve.

Un des maîtres de la Sorbonne, le Dr GIARD, dont les travaux sur l'évolution sont universellement estimés, exprimait son avis en ces termes :

« Nos précédentes découvertes ont démontré que le principe du Dr Schenk pouvait être exact, car il est prouvé que, chez quelques animaux inférieurs, l'alimentation est étroitement liée au sexe : chez certains crustacés parasites, par exemple, une alimentation très abondante produit une femelle; bien plus, elle transforme un mâle en femelle.

« Certains de ces poissons vivant à l'état libre dans leur prime jeunesse, sont du sexe mâle. Puis ils deviennent les parasites d'un autre poisson, d'une sole par exemple, et grandissent avec elle, se nourrissent d'elle. Alors il arrive que la muxyne, à mesure qu'elle trouve là repos absolu, nutrition abondante, devient d'abord hermaphrodite, jusqu'au moment où le maximum de nutrition et le bien-être atteint, elle est transformée en femelle. Ainsi, avec trois régimes de nutrition différents, la muxyne est passée du sexe mâle au sexe femelle.

« Cet exemple prouve bien que, chez certains animaux inférieurs, l'alimentation poussée à un degré presque excessif produit des femelles. Dans l'espèce humaine, peut-on prendre une base identique? Le Dr Schenk l'a sans doute cru. Mais rien ne m'apparaît encore démontré et la plus extrême réserve me semble nécessaire.

« Au temps des anciens déjà, ce problème était curieusement observé, et Aristote a signalé le pouvoir qu'avaient les abeilles de procréer, selon leur volonté, soit des mâles, soit des femelles ou des ouvrières, soit enfin des reines. Des expériences nombreuses ont démontré l'exactitude absolue de ce fait ; l'abeille prépare ses alvéoles, de parure et de grandeur un peu différentes, selon qu'elle attend un mâle ou une femelle, et jamais elle ne se trompe dans sa prévision.

« Que conclure de toutes ces observations? Elles ne portent, sans doute, que sur des animaux d'ordre inférieur[1] et, sitôt que nous sortons des expériences scientifiques dont ces animaux ont été l'objet, nous rencontrons les théories les plus diverses, les plus contradictoires, en nous élevant à la génération de l'espèce humaine. Mais quelque jour peut-être, nous trouverons la solution. Mon avis est que cette solution, connue aujourd'hui pour les animaux d'ordre inférieur, et pas encore découverte pour les animaux supérieurs, sera difficile

1, V, le feuilleton du *Temps*, du 19 janvier 1898,

à formuler pour l'homme; cependant, je crois qu'on y parviendra, après des recherches et des hésitations. »

Avez-vous remarqué que nous avons toujours même tendance à accueillir avec enthousiasme ce qui a passé les monts et les mers? Nous en avons témoigné une fois de plus par l' « emballement » qu'a provoqué chez nous la découverte du Dr Schenk. Il eût pourtant suffi de jeter un coup d'œil dans nos annales scientifiques, pour constater que le problème avait été déjà étudié en France, et par les spécialistes les plus qualifiés.

Sans remonter aux expériences de Girou de Buzareingues[1], qui datent de 1828, on aurait pu rappeler tout au moins les travaux de M. Ed. Robin[2], de M. Eugène Dupuis, médecin physiologiste[3], et de M. Le Dantec[4].

Un autre précurseur de Schenk, qu'on n'a pas oublié celui-là, sans doute parce qu'il était Russe, est M. J. Orchanski, professeur à l'Université de Charkoff, dont le volumineux mémoire sur « l'hérédité dans les familles normales et dans les familles malades », qui lui a coûté vingt années de travail, a paru dans les *Actes de l'Académie de Médecine de Charkoff*[5].

Il y a quelques années dans son livre sur l'*Hygiène des sexes*, le Dr Monin nous faisait connaître

---

1. V. *La Génération humaine*, par Girou de Buzareingues.
2. *Moyens de faire produire aux êtres organisés le sexe que l'on désire et de prévoir les conditions qui favorisent cette naissance.* Paris, 1871.
3. *Archiv. für Physiologie*, 1888.
4. *Temps*, 1898, loc. cit.
5. V. *Revue des Revues.* 15 février 1898.

la théorie d'Orchanski, bien avant que Mlle Paola Lombroso, la fille du célèbre vulgarisateur italien, l'eût rééditée pour le public français.

Comme L. Schenk, le professeur Orchanski était arrivé à cette conclusion, que la naissance d'une fille plutôt que d'un garçon est en relation directe avec l'état de nutrition et de bien-être de la mère; mais il existerait, suivant le savant russe, respectivement chez l'un ou chez l'autre des parents,

« une tendance à transmettre le sexe au nouveau-né, d'autant plus grande et marquée, que l'un ou l'autre est plus proche de la maturité, c'est-à-dire qu'il touche de plus près au maximum de son développement. Si, par exemple, la mère a 23 ans et si elle a atteint son maximum de développement à 20 ans, tandis que le père a 35 ans et n'est arrivé au maximum de développement qu'à 26 ans, il y a plus de probabilité pour la naissance d'une fille; dans le cas contraire, si le père est plus proche que la mère de sa maturité, il y a plus de chance pour la naissance d'un garçon.... En outre, dans les familles où le premier-né est un garçon, il y a presque toujours une prévalence de mâles; et là où la première-née est une fille, presque toujours une prépondérance de filles[1]. »

Nous voulons bien croire que ce sont là faits d'observation, mais nous n'oserions dire qu'au point de vue scientifique, ces expériences, plutôt imparfaites, ne soient dépourvues de rigueur. Elles sont, toutefois, moins fantaisistes que celles dont nous allons dire quelques mots, sans être pour cela plus acceptables.

*
* *

Les recettes pour obtenir à son gré un garçon

---

1. *Revue des Revues*, loc. cit.

ou une fille sont aussi innombrables que variées. Un de nos confrères de la *Vie Médicale* a signalé les suivantes, cueillies dans différents auteurs, et que nous ne sommes pas sûr de n'avoir pas nous-même jadis fait connaître.

Pour avoir un garçon, Hippocrate conseillait au mari de se lier le testicule droit avant le coït[1].

Macer Floridus prétendait qu'il fallait que la femme se mît, sur le bas-ventre, de l'aristoloche, mélangée à de la chair de bœuf.

D'après Albert le Grand, on devait réduire en poudre la matrice et les entrailles d'un lapin et les boire dans du vin. Si, d'après le même auteur, on désirait une fille, les deux époux étaient obligés de pulvériser le foie et les testicules d'un jeune porc, et de les absorber dans du vin clairet.

Chez les *Kiovas*, pour avoir un héritier mâle, on suspendait à la tête du lit nuptial le fusil et la selle d'un guerrier.

Le *Talmud* enseigne que, si l'on veut un garçon, il faut attendre que la femme désire violemment son mari; et, dans le cas contraire, que le mari ait un ardent désir de sa femme et la surprenne comme à l'improviste.

Anaxagore, Aristote, Hippocrate[2], Démocrite,

---

1. Dionis raconte que certains de ses contemporains recouraient à ce même procédé, efficace peut-être, en tout cas dépourvu d'agrément.

2. *Fœtus mares dextra uteri parte*, a dit Hippocrate. « Les masles sont ordinairement conceus au costé droit et les femesles au costé gauche », ont répété Fournier et de Saint-Germain. Chez les anciens, la matrice de la femme passait pour bicorne; d'où l'idée de pouvoir, par une attitude particulière, arriver à déterminer le sexe, en attirant la semence dans le département utérin correspondant au genre visé. Testicule droit, ovaire droit : sexe

PLINE croyaient à l'influence de l'ovaire droit sur la production des mâles et de l'ovaire gauche sur la production des femelles.

Plus tard, au ixe siècle, l'illustre médecin et accoucheur RHAZÈS avait fait des remarques analogues : les femmes qui se couchaient sur le côté droit, et qui, pendant et après la copulation, se trouvaient un peu inclinées de ce côté, lui avaient paru donner plus souvent des garçons que celles qui se couchaient du côté opposé.

Plus près de nous, VENETTE (*Tableau de l'amour conjugal*), puis MILLOT (*Art de procréer les sexes à volonté* ; Paris, 1802), disent avoir vu confirmer cette manière de voir par « quantité de renseignements. »

***

Dès 1801, avait paru un livre qui avait au plus haut point excité la curiosité et fourni ample matière à la malignité publique. Ce livre avait pour titre : *Essai sur la Mégalanthropogénésie, ou l'Art de faire des enfants d'esprit qui deviennent de grands hommes,* par ROBERT le jeune, des Basses-Alpes[1].

Lors de l'apparition de la *Mégalanthropogénésie,* alors que cette œuvre d'un jeune étudiant alimentait

fort: testicule gauche, ovaire gauche : sexe faible. La formule a au moins le mérite de la simplicité.

1. ROBERT, Louis-Joseph-Marie, né à Sainte-Tulle (Basses-Alpes), en 1771, fut étudiant en médecine à la Faculté de Paris. Reçu docteur en 1803, il acquit plus tard, en province, une certaine célébrité médicale. Médecin-inspecteur de l'etablissement thermal de Gréoulx (Basses-Alpes), il devint médecin ordinaire du roi d'Espagne, Charles IV, et médecin consultant de la princesse Pauline et de la reine douairière de Suède. Il mourut en 1850.

la verve des fabricants d'épigrammes, un élève de la Faculté de droit de Paris, F. Fruchier, faisait représenter, sur le théâtre de Montansier, un vaudeville intitulé : le *Mégalanthrope*.

Parmi les couplets chantés dans ce vaudeville, les deux suivants furent particulièrement applaudis; l'un sur Bonaparie, alors premier consul :

> Par ce moyen, simple et facile,
> On verra bientôt enfanter,
> Pour notre glorieux Achille,
> L'Homère qui le doit chanter.

L'autre, sur l'auteur même de la *Mégalanthropogénésie* :

> Pour l'auteur de ce système,
> Il est fâcheux aujourd'hui
> Que son père n'ait pas lui-même
> Su son secret avant lui.

Cette pièce, le *Mégalanthrope*, alors d'actualité et vivante critique du livre de M. Robert, eut un certain nombre de représentations[1].

Qu'on n'aille pas croire que la théorie du citoyen Robert ait détenu le record du bizarre et de l'étrange; dans cette question de la procréation, chacun a déraisonné à loisir, et du haut en bas de l'échelle sociale, chacun a recommandé sa recette prétendue infaillible.

Des souverains mêmes s'en sont mêlés, et ce n'est

1. V. *Intermédiaire*, 1890, 95.

pas l'épisode le moins plaisant de l'historique que nous esquissons.

FRÉDÉRIC II, roi de Prusse, se réjouissant d'un hiver froid, avait dit : « Voilà une année qui me donnera beaucoup de grenadiers », mais il n'était pas entré dans plus de détails.

NAPOLÉON Ier, dans une autre circonstance, se montra plus explicite :

« Ma fille, écrivait-il à la princesse Auguste (femme de son beau-fils, le prince Eugène) alors enceinte, vous avez raison de compter entièrement sur tous mes sentiments. Ménagez-vous dans votre état actuel, et tâchez de ne pas nous donner une fille. Je vous dirai la recette pour cela, mais vous n'y croirez pas : *c'est de boire tous les jours un peu de vin pur* [1]... »

Et quelle hâte met l'illustre conquérant, après l'accouchement, à prévenir, afin de les calmer, les inquiétudes ou les ennuis que peut concevoir le jeune ménage ! «... Auguste est-elle fâchée de n'avoir pas eu un garçon? Dites-lui que, *lorsqu'on commence par une fille, l'on a au moins douze enfants* [2]. »

L'impératrice JOSÉPHINE, une des meilleures clientes de Mlle LENORMAND, la cartomancienne, avait un moyen, plus simple encore que celui de son impérial époux, de savoir le sexe de l'enfant à venir : elle faisait une « réussite », et les cartes donnaient elles-mêmes la réponse. C'est ainsi qu'elle proposa un jour, le plus sérieusement du monde, à Madame JUNOT, la

1. *Correspondance de Napoléon Ier*, t. XIII, page 122, pièce 10718 ; à la princesse Auguste, Saint-Cloud, 31 août 1806.
2. *Id.*, t. XV, 68, pièce 12368, au prince Eugène ; Finkenstein, 18 avril 1807.

future duchesse d'ABRANTÈS, de lui faire.. une *patience*.

« Je savais, par expérience, ce que valaient ces malheureuses *patiences*, conte la duchesse[1]. Il y avait mille fois de quoi la faire perdre; cependant je n'osai refuser; et, malgré toute mon incrédulité, je fus obligée de m'asseoir contre la table de jeu, et là, de couper de la main droite, de la main gauche, et de nommer des jours, des heures, des mois; enfin, c'était une véritable bonne aventure. On sait que l'impératrice Joséphine avait, à cet égard, une croyance tout à fait superstitieuse. Le fait est que j'ai été témoin de deux faits que je rapporterai plus tard (en 1808 et 1809), et qui sont fort extraordinaires. Ce jour-là, elle me tint sur la sellette pendant une grande heure, et finit par me prédire que je ferais une fille.

« Ou un garçon, » dit le premier consul, qui entrait alors « et se moquait toujours des cartes de madame Bonaparte. « Il est certain que madame Junot fera l'un ou l'autre; et, si « j'étais de toi, Joséphine, je ne compromettrais pas ma répu- « tation de sorcière par une prédiction décidée. »

« — Elle fera une fille, » répétait madame Bonaparte. — « Eh bien, Bonaparte, veux-tu parier quelque chose avec « moi?

« — Je ne parie jamais, » dit le premier consul : si on est « sûr de son fait, on est malhonnête homme; si la chose est « douteuse, on est aussi fou que celui qui va perdre son « argent au jeu.

« — Parie des bonbons.

« — Et toi, que me donneras-tu?

« — Je te broderai un tapis pour mettre sous tes pieds, « dans ton bureau.

« — Ah! c'est parler, cela! Voilà du moins qui servira à « quelque chose. Eh bien! je parie que madame Junot fera « un garçon. Ah ça! », me dit-il, en se retournant de mon côté, « n'allez pas me faire perdre, au moins! »

Et, me regardant, il se mit à rire.

« Si vous faisiez un garçon et une fille, que deviendrait le « pari ?

1. *Mémoires de la duchesse d'Abrantès*, t. V, 339-340.

« Il y avait, dans le fait, lieu à croire que la chose pût arriver, car j'étais énorme.

« — Eh bien ! général, savez-vous ce qu'il faut faire ?... Me « donner à moi les deux paris. »

« Cette idée de faire un garçon et une fille leur parut à tous si bouffonne, que le rire gagna jusqu'à moi-même. Je ne trouvais pas cependant du tout si plaisant de me voir ainsi à la tête d'une famille toute faite pour commencer, et ma mine consternée fut, je pense, ce qui fit rire autant le premier consul, ainsi que mon mari et tous ceux qui étaient là, dont madame LEFEBVRE[1] faisait partie, ce qui n'augmenta pas peu la joie commune, parce que, en de telles occasions, elle avait toujours quelque bonne gaîté, bien entière, bien dure surtout, et jamais elle ne manquait la riposte en pareil cas. »

LOUIS-PHILIPPE, le roi bourgeois, avait, comme Napoléon, la prétention de connaître le moyen d'avoir des garçons ou des filles à volonté.

« MEYERBEER, raconte A. WEIL, dînant un jour à la table de Louis-Philippe, le roi, au dessert, lui demanda s'il avait des enfants : « Oui, sire, répondit le maître, je regrette seulement de n'avoir que des filles. — Comment ! s'écria le roi, vous qui êtes juif, vous ignorez l'art d'avoir des garçons ! Pendant mon exil en Suisse, j'ai fait la connaissance d'un rabbin, qui m'a donné des leçons d'allemand. Mais ce qu'il m'a appris de mieux, c'est de me marier de bonne heure et d'avoir des garçons ou des filles à volonté. »

Là-dessus, le roi communiqua son secret au musicien, secret en tout conforme au Talmud. — « Je vous certifie, ajouta le roi, que l'expérience a tout à fait justifié cette théorie. D'avance, j'ai annoncé à mes

---

1. Madame Lefebvre est la femme du maréchal Lefebvre, celle que V. Sardou a mise à la scène sous le nom de *Madame Sans-Gêne*.

parents et connaissances, soit mon garçon, soit ma fille. »

Or, que dit le Talmud? Pour avoir des garçons, il faut que la femme désire ardemment son mari; pour avoir une fille, il faut au contraire que l'homme, désirant violemment sa femme, la surprenne pour ainsi dire et l'aime à l'improviste[1].

· Louis-Philippe était sur ce chapitre de la même force que NÉLATON, qui disait un jour à un de ses élèves, devenu plus tard un grand chirurgien à son tour : « Vous, mon cher, vous n'aurez jamais que des filles : *vous n'aurez pas le temps de faire des garçons* ». Et le plus drôle, c'est que la prophétie s'est réalisée.

⁕

Mais voici une autre recette due, également, à un chirurgien.

En 1877, le 29 août, un des praticiens les plus estimés de cette époque, le D' GUILLON, grand-père d'un de nos sympathiques confrères, écrivait au président de l'Académie des sciences la lettre ci-dessous :

« Monsieur le Président,

« Permettez-moi d'appeler l'attention de l'Académie sur un ordre de faits que j'ai eu l'occasion d'observer, depuis plus de soixante ans, dans ma famille.

« D'après une statistique qui porte sur quinze autres ménages, la position tenue et gardée par la femme, pendant comme après la copulation, exerce une influence décisive sur le sexe du produit de la conception. L'enfant est un *garçon*, toutes les fois que la mère *s'est trouvée placée sur le côté droit*, pendant et après le rapprochement sexuel; c'est une

1. WITKOWSKI, *Les Accouchements à la Cour*, 366 (note).

fille, si la mère, pendant la copulation, a été *couchée sur le côté gauche*. C'est ainsi que j'ai eu, à ma volonté, dans ma famille, quatre garçons et deux filles.

« Si des expériences, faciles à instituer à l'Ecole d'Alfort, sur des femelles auxquelles on enlèverait tantôt l'ovaire droit, tantôt l'ovaire gauche, venaient à confirmer ce qui est bien à mes yeux une vérité, le problème, jusqu'alors réputé insoluble, de la reproduction facultative des sexes, aurait fait un grand pas. »

Diverses objections furent faites à la théorie émise par le Dr Guillon, notamment, celles-ci qui ne sont pas sans valeur[1] : combien d'hommes qui, après avoir perdu l'un de leurs testicules, produisent néanmoins des garçons et des filles ; de même, des femmes, frappées de dégénérescence, ou d'atrophie d'un des ovaires, sont devenues mères d'enfants des deux sexes.

Bien plus, devançant les *desiderata* du Dr Guillon, LEGALLOIS avait tenté l'expérience suivante : il avait fait couvrir des femelles de lapin, auxquelles il avait enlevé l'un des ovaires, ce qui ne les empêcha pas d'engendrer, du même part, des lapereaux des deux genres.

VELPEAU (*Traité des accouchements*) a donné la relation de l'autopsie d'une femme, morte à la Maternité de Paris après avoir mis au monde dix ou douze filles ou garçons : or, il n'existait chez elle qu'*un seul ovaire* et *une seule trompe*, attachés à l'angle de l'utérus, réduit lui-même, à une de ses moitiés.

On doit à OLLIVIER (d'Angers) une observation analogue.

« L'anatomie comparée, qu'on peut, à bon droit, faire intervenir dans le débat, nous montre, écrivait le Dr BERTHERAND,

---

1. Cf. *Gazette médicale de l'Algérie*, 1877, n° 10.

certains animaux dont les femelles n'ont qu'*un ovaire* : tels
les myxinoïdes, quelques squales. Ratke n'en a pareillement
trouvé qu'un sur plusieurs espèces de poissons osseux, dont
les mâles ne possèdent qu'un seul testicule. Chez un grand
nombre d'oiseaux, les rapaces exceptés, il ne se développe
que l'ovaire et l'oviducte gauches : ceux du côté droit existent chez le fœtus seulement, et encore ne les trouve-t-on qu'à
l'état rudimentaire. Ces divers animaux engendrent pourtant
indistinctement des mâles et des femelles... »

Il ne semblerait donc pas, d'après cela, qu'on pût
tenir pour exacte la doctrine soutenue, après Hippocrate, Millot et autres, par le Dr Guillon.

⁎

Suivant une voie différente, un autre expérimen-
tateur, M. Ed. Robin, a exposé dans un travail, bien
oublié aujourd'hui, *les moyens de faire produire aux
êtres organisés le sexe que l'on désire et de prévoir les
conditions qui favorisent cette naissance*[1].

D'après cet auteur, la quantité, dans la production
de chaque sexe, varierait suivant des influences assez
nombreuses.

Au premier abord, on les trouve très indifférentes,
sans lien entre elle ; mais, à y regarder de plus près,
on constate que l'augmentation dans la production
des mâles correspond à une augmentation dans la
puissance respiratoire, et dans l'*alimentation* surtout
locale ; que l'augmentation dans la production des
femelles correspond aux causes agissant en sens
inverse[2].

1. Paris, 1871, J.-B. Baillière et A. Delahaye.
2. Cf. *Gazette médicale de l'Algérie*, 1879, n° 3.

L'*alimentation*, vous avez bien lu : le Dr SCHENK n'était donc pas un novateur.

Le déterminisme sexuel, dans le folk-lore et la poésie.

Voici ce que nous relevons, à ce sujet, dans le très intéressant ouvrage de Paul SÉBILLOT (*Folk-lore de France*, t. IV, p. 56) :

« Les nouveaux époux se rendent au pied du menhir de Plouarzel, qui présente sur deux de ses faces opposées, à un mètre environ du sol, une bosse ronde, et après s'être en partie dévêtus, la femme d'un côté, le mari de l'autre, se frottent le ventre sur une de ces bosses : l'homme prétend, en agissant ainsi, avoir des enfants mâles plutôt que des filles, et la femme espère obtenir d'être la maîtresse au logis. D'après Cambry, qui rapporte cette coutume presque dans les mêmes termes, les nouvelles mariées faisaient baiser la pierre à leur mari, afin d'être maîtresses chez elles; pour les deux époux la friction avait pour but d'obtenir des enfants mâles. Près du bourg de Moëlan les nouveaux mariés se frottent pour la même raison à un menhir qui a aussi une aspérité. »

Un poète-médecin a voulu aussi donner son mot dans le débat :

Observe l'excrément de la future mère,
Le sexe de l'enfant te livre son mystère :
S'il est épais, rougeâtre, arrondi, gras, visqueux,
Si l'urine abandonne un dépôt granuleux
En globules formé, cet enfant sera mâle;
Femelle, si tu vois l'excrément plat et pâle.

De la future mère interroge le lait :
Le sexe de l'enfant y trahit son secret.
De la mamelle pleine exprime quelque goutte,
Qu'un marbre ou que ton ongle accueille dans sa route;
Si la goutte en tombant forme un cône bien pur,
Mâle naîtra l'enfant : crois un oracle sûr.

Une étrange coutume obstétricale : la couvade.

En 1667, on joua devant le roi, à Fontainebleau, une pièce en vers : *l'Embarras de Godart* ou *l'Accouchée*, attribuée à l'auteur dramatique de Visé. Le dicton : *Servez Godart, sa femme est en couche*, qui se trouve déjà dans la pièce du comte de Chamail, la *Comédie des Proverbes* (act. II, sc. I), n'y était pas oublié.

Suivant Quitard[1], ce dicton se rapporterait au singulier usage qui voulait que le mari d'une femme en couche se mît lui-même au lit pour se faire servir les meilleurs plats, et recevoir les visites[2].

Quelle est l'origine de cette coutume bizarre qu'on nomme la *couvade*? Il n'est pas indifférent de le rechercher.

La couvade, qu'on prononce « la coubade » dans le Midi, est, comme l'étymologie l'indique, l'action de couver.

Lorsqu'une femme vient d'accoucher, il est d'usage, dans certains pays, qu'elle se lève dès le premier jour. Le mari s'alite à sa place, et se couche auprès de l'enfant, qu'il *couve*, pour ainsi dire, pendant plusieurs heures, sinon pendant plusieurs jours. Alors, voisins et amis de s'empresser autour du lit où repose le père du nouveau-né, s'inquiétant de sa santé, l'interrogeant avec sollicitude sur les douleurs qu'il prétend ressentir, lui témoignant toutes sortes de marques de sympathie.

Cette coutume de la couvade a existé, à ce que nous

1. *Dictionnaire des Proverbes*, 428-430.
2. *Intermédiaire des Chercheurs*, t. V (1869).

assurent les érudits, dès la plus haute antiquité. Les écrivains grecs et romains en ont parlé en termes qui ne laissent aucune place au doute.

Apollonius de Rhodes, qui écrivait son *Expédition des Argonautes* plus de deux cents ans avant notre ère, expédition qui, à cette époque, datait déjà de dix siècles, la signalait comme existant chez un peuple vivant sur la côte orientale du Pont-Euxin[1].

Apollonius raconte, à propos des Tibari ou Tibarènes, peuples de race scythique habitant sur la côte orientale du Pont-Euxin, que, chez ces peuples, « les femmes mettent au monde leurs enfants avec l'aide des maris : ceux-ci s'étendent dans leur lit, poussent de grands cris, se couvrent la tête et commandent qu'on leur prépare des ablutions. »

Diodore de Sicile, historien du 1er siècle avant J.-C., fournit un témoignage analogue sur les habitants de la Corse, lesquels, sans se préoccuper de l'accouchée, se couchent dans son lit et y restent pendant un certain nombre de jours, tout comme s'ils avaient participé à l'acte de la naissance[2].

Au dire de Plutarque, chez les Cypriotes, le mari se couche, au moment de l'accouchement de sa femme, et imite les cris et les mouvements d'une parturiente.

Strabon[3] rapporte, d'autre part, que les femmes des Ibères, ainsi que celles des Celtes, des Thraces et des Scytes, quittent le lit aussitôt après la nais-

---

1. Apollonius. *Argonautica*, liv. II, V, 1012 (citation de Mme Cl. Royer, in *Bulletin de la Société d'Anthropologie*, 2 nov. 1882).

2. *La Couvade*, par le professeur Nicolas Kharouzine, traduit du russe par M. R. de Bovis (*Union médicale et scientifique du Nord-Est*, 15 février 1904); cf. Diodore de Sicile, *Bibliothèque historique*; Quatrefages, *Souvenirs d'un naturaliste*, etc.

3. *Géographie*, III, 16.

sance de leur enfant, pour y faire place à leur mari, qu'elles soignent comme un malade.

Voilà tout ce que nous avons pu recueillir, dans les auteurs de l'antiquité, sur cette étrange coutume.

*
* *

Au moyen-âge, à la fin du treizième siècle, le Vénitien MARCO POLO, qui traversa toute la Mongolie, retrouvait la couvade dans le Turkestan chinois[1] ; il a relaté qu'en petite Boukharie, les maris se mettent au lit pendant les quarante jours qui suivent l'accouchement de leurs femmes.

Cet usage s'est retrouvé chez les Cafres de l'Yucatan et des Antilles. Il serait encore pratiqué en Colombie. GANDAVO le remarqua également au Brésil.

Il y avait au Brésil[2] une tribu indienne qui avait adopté le même usage. Lorsque la femme était délivrée, elle suspendait l'enfant à son cou, dans une écharpe blanche de coton, et reprenait bientôt ses occupations ordinaires, tandis que le mari se couchait dans la hutte, et recevait les félicitations des amis et des voisins[3].

1. Citation de Clémence ROYER, dans le Bulletin de la *Société d'anthropologie*, séance du 2 nov. 1882.

2. Théophile de BORDEU, *Recherches sur l'Histoire de la médecine*, 225-226. « Au Brésil, les hommes, qui sont les sages-femmes de leurs épouses, reçoivent les enfants et leur coupent le cordon à belles dents, l'accouchée va se laver et marche à l'ouvrage. Ce n'est pas l'effet du climat, puisque les femmes des paysans n'en usent pas autrement en Livonie, ni parmi les sauvages de l'Amérique Septentrionale. En quelques endroits de l'Amérique méridionale, les femmes vont servir leurs maris, qui se mettent au lit pour elles : cette coutume était aussi en usage chez les anciens Espagnols et les Béarnais. »

3. LA HARPE, *Abrégé de l'histoire des voyages*, tome XII, 186.

GIRARD DE RIALLE (*Les peuples de l'Afrique et de l'Amérique*, pp. 119-123), consigne les faits suivants :

« La naissance des enfants (chez les Caraïbes) était l'occasion d'une cérémonie bizarre. Dès que l'enfant était mis au monde, la mère se levait, le couchait dans un petit hamac, et vaquait immédiatement à ses travaux domestiques. Le père, au contraire, commençait à geindre, à soupirer, à se plaindre ; on l'étendait dans son hamac, et ses amis le soignaient comme un malade. On le tenait à la diète durant cinq jours ; pendant cinq autres jours, on ne lui donnait à boire que de l'*ouicou*, liqueur forte provenant de la fermentation de la cassave, des patates douces et des cannes à sucre ; le douzième jour seulement, il avait droit à manger un peu de cassave, et, le quarantième jour, les parents et les amis banquetaient au *carbet* (maison commune), après avoir lacéré la peau du patient avec des dents d'agouti, et lavé ses plaies avec une décoction de piment extrêmement forte. Au bout de quelques jours encore de jeûne, le père se levait ; mais, pendant six mois, il ne devait manger ni oiseaux, ni poissons, de peur de faire mal à l'enfant.

« Toutes ces mœurs ont subsisté jusqu'à nos jours dans la Guyane et sur les bords du bas Amazone... On a retrouvé chez les Chiriguanos (Bolivie) la singulière coutume de soigner et de faire jeûner le père à la naissance d'un enfant, tandis que l'accouchée se remet au travail. La même chose se passait chez les Guaranis du Paraguay[1]. »

Il en serait de même chez les Tartares et plusieurs peuples orientaux ; et aussi, chez les Canadiens, selon CHARLEVOIX ; les Caspiens, d'après LECLERCQ.

On aurait fait pareille constatation au Groënland, au Mississipi, et chez les Caraïbes de la Guyane[2].

Dans l'Amérique du Sud, la coutume de la cou-

1. Cf. art. du Dr CHAILLOUX (*Chron. méd.*, 15 mai 1901).
2. VIREY, *La Femme*, 52.

vade était jadis très répandue. Elle l'est moins aujour-
d'hui, sans avoir pour cela disparu. L'abbé Brasseur
de Bourbourg, qui a longtemps habité l'Amérique,
en fait mention, dans son ouvrage sur l'Atlantide :

« En Cantabrie, dit-il, les femmes accouchaient en pleins
champs, et c'était le mari qui se mettait au lit comme s'il
avait eu le mal d'enfant, et les femmes le soignaient. C'est
exactement ce qui se pratiquait dans plusieurs des régions de
l'Amérique, dans le Yucatan et notamment chez les Cafres du
Copan et de Chiquimala. »

Chez les Bachkirs, pendant que la femme donne le
jour à un nouveau-né, ses compagnes du campement
viennent la soutenir et l'aider, mais le mari doit
quitter le village et rester couché dans la forêt, jusqu'au moment où on vient lui dire le sexe de son
enfant[1].

En Californie, quand la mère accouchait, le père se
contentait de garder la maison, en s'abstenant de
manger du poisson et de la viande[2].

Chez les Koravans, le mari mange de l'asa fœtida
lorsque sa femme accouche. Les Koravans constituent
une race inférieure de Madras ; ce sont, comme on
dit, des bohémiens, des vagabonds, éleveurs d'ânes,
voleurs, mangeurs de rats, habitant sous des tentes
en natte, diseurs de bonne aventure, gens de morali-
té suspecte.

Des voisins des Koravans, les Tamils, plus civilisés qu'eux, ne connaissent pas un pareil usage,
dont la signification s'est perdue[3].

1. *Vulgarisation scientifique*, 15/6/08.
2. Bancroft, *Native Races*, 1, 412.
3. Edward B. Tylor, *La civilisation primitive*, t. I, 98.

Du Tertre, dans son *Histoire des Antilles*[1], a raconté, de son côté, que, dès qu'un Caraïbe devenait père, il se couchait, simulant un accouchement. Les commères du hameau se pressaient autour de son lit et venaient le féliciter sur son heureuse délivrance.

Cette bizarre coutume a été aussi remarquée, par l'Anglais Brett, chez les Indiens de la Guyane :

« Le père, dit-il, se met tout nu dans son hamac, en prenant la posture la plus indécente, il y reste quelques jours comme s'il était malade, recevant les congratulations de ses amis, soigné par les femmes du voisinage, tandis que la mère du nouveau-né prépare la cuisine sans qu'on s'occupe d'elle[2]. »

Même constatation, par le Jésuite DOBRITZHOFFER[3], chez les Abipones, tribu de l'Amérique du Sud, que ce voyageur visita en 1784 :

« Chez les Abipones de l'Amérique du Sud, aussitôt que la femme a mis au monde un enfant, on voit le mari se mettre au lit, on l'entoure de soins; il jeûne pendant un certain temps. Vous jureriez que c'est lui qui vient d'accoucher. J'avais lu cela autrefois et j'en avais ri, ne pouvant ajouter foi à pareille folie, et supposant que cette coutume barbare était contée plutôt en plaisanterie que sérieusement, mais, à la fin, je l'ai vue, *de mes propres yeux*, chez eux. »

Les témoignages, on le voit, ne manquent pas en faveur de l'existence de cet usage avant le xixᵉ siècle; mais cette coutume a-t-elle persisté, c'est ce que des récits de voyageurs vont nous permettre de constater.

Le Dʳ MAUREL entreprit naguère, à ce sujet, une

---

1. T. II, 1667, 371.
2. GIRAUD-TEULON, *Origine du Mariage*, 138.
3. *Historia de Abiponibus* (1784), t. II, 231, citée par LETOURNEAU.

enquête approfondie ; il écrivit à un certain nombre de personnes ayant fréquenté les Galibis, la tribu la plus nombreuse vivant sur nos terres, et ses premières recherches ne furent pas heureuses : tout le monde en avait entendu parler, personne ne l'avait vue : tel est le résumé des réponses qui parvinrent à notre confrère.

Chez les Galibis, la couvade ne semble plus avoir cours, ainsi qu'en témoigne le travail, fort instructif, de M. MANOUVRIER, sur les Galibis qui se sont exhibés au Jardin d'acclimatation en 1882. Un voyageur du XVIᵉ siècle prétendait, cependant, en avoir été témoin chez les Guaranis, dont les Galibis dérivent directement.

Par contre, dans son récit d'expédition dans le haut Maroni, le Dʳ CREVAUX a consigné la coutume de la couvade, qu'il avait observée chez les peuples qu'il venait de visiter.

Nous extrayons le passage suivant d'une lettre adressée à la Société de géographie par l'infortuné Dʳ Crevaux :

« La confiance que j'avais su inspirer aux indigènes, me valut de pouvoir assister aux coutumes bizarres des Indiens de l'Amazone. C'est ainsi que je fus témoin des supplices qu'on inflige aux jeunes gens qui ont des velléités de se marier : on leur applique sur la poitrine les dards d'une centaine de fourmis ; sur le front, l'aiguillon de guêpes énormes, puis on les laisse presque sans nourriture se tordre de douleur pendant quinze jours dans leur hamac, au-dessus d'un petit feu de bois vert, dont l'âcre fumée est soigneusement entretenue. C'est ainsi que s'inaugurent les joies du ménage.

Les maris semblent du reste, partager plus que partout ailleurs les peines de leurs femmes : lorsqu'un enfant vient au monde, c'est le père qui garde le hamac. »

Plus près de nous, en 1842, Mazé, commissaire général à la Guyane française, constatait la couvade chez des tribus indiennes, riveraines de l'Oyapok.

En 1852, un juge de paix d'une commune de la Guyane française recevait, pendant une nuit, l'hospitalité dans une cabane d'Indiens Galibis ; le lendemain, il apprenait avec stupéfaction que, derrière la cloison de feuillages qui séparait son hamac de celui de ses hôtes, il était né un enfant. La mère n'avait pas poussé le moindre cri. Mieux encore : elle était, dès l'aube, à la rivière, occupée à faire sa toilette et celle du nouveau-né, tandis que, pendant ce temps, le mari restait couché et geignait.

Plus récemment, en 1884, le Dr Lenoel, professeur suppléant à l'Ecole d'Amiens, chargé par le gouvernement français d'une mission dans la région qu'on appelle le *territoire contesté*, partie de la Guyane comprise entre l'Oyapok et l'Amazone, écrivait au Dr Maurel, à propos de la couvade :

« La couvade existe chez tous les Indiens que j'ai rencontrés ; je l'ai vue chez les Marouanes du haut Ouassa. Pendant dix jours, l'homme est resté dans son hamac, ne mangeant pas de poisson, « ce qui aurait été pour l'enfant une cause de mort », et ne se nourrissant que de viandes rôties. Au bout du deuxième jour, la femme était remise de son accouchement. Elle avait passé ces deux jours dans une des petites huttes que les Indiens construisent dans les savanes, à quelques mètres de la rivière. Tous les soirs, pendant tout le temps qu'a duré la couvade, les hommes s'assemblaient dans la case du mari, et s'enivraient de *cachiri*, en dansant au son du tambour. Les femmes n'étaient pas admises. »

En Europe même, la couvade existe de nos jours. Dernièrement, un Russe assurait à M. Letourneau, qui a rapporté le fait dans un de ses ouvrages[1], que la couvade était encore en usage dans les provinces baltiques. Le mari se mettait au lit, poussait des gémissements; voisins et amis venaient lui rendre visite.

Léon Donnat a également raconté à l'auteur de l'*Evolution du mariage*, qu'il avait trouvé la couvade dans la petite île de Markens, dans le Zuyderzée. En Sardaigne, dans le Campidano, la couvade se pratiquerait pareillement.

***

Fait qui paraîtra plus surprenant; la couvade existerait, encore à l'heure actuelle, dans notre propre pays, en Béarn. On a aussi parlé de son existence dans le Haut-Limousin, mais un supplément d'enquête serait nécessaire pour l'établir.

Quant au Béarn, il n'y a là rien de bien surprenant. Nous avons vu que les Anciens avaient mentionné l'existence de la couvade chez les Ibères, ces peuples vaillants qui furent les alliés de Carthage, lors de la deuxième guerre punique. Or, nos Basques modernes ne sont autres que des Ibères. C'est pour le même motif que les Ibères, ayant peuplé la Corse et la Sardaigne, la coutume de la couvade se retrouve dans ces pays.

On a longuement disserté (*Société d'Anthropologie*, séance du 19 avril 1883), sur l'existence de la couvade en Béarn, et, comme dans toute controverse, on n'est pas tombé d'accord.

A MM. Beauregard et Hervé[2], qui étaient pour l'affir-

---

1. Letourneau, *l'Evolution du Mariage et de la Famille*, 397.
2. *Bull, de la Société d'Anthropologie*, 2 nov. 1882,

mative, répliquèrent MM. Vinson et Hovelacque[1],
qui penchaient pour la négative[2].

Joseph Scaliger[3] nous apprend que, dans le Béarn,
lorsque la femme est accouchée, elle va tirer la
charrue, et le mari se met au lit; il est vrai qu'il
ajoute que, de son temps, cela ne se faisait plus.

Mais voici une attestation plus récente. Le médecin
Sacombe, qui écrivait à la fin du dix-huitième siècle,
s'exprime ainsi, dans sa *Luciniade* :

> En Amérique, en Corse, et chez l'Ibérien,
> En France, même encore, chez le Vénarnien,
> Au pays navarrois, lorsqu'une femme accouche,
> L'épouse sort du lit et le mari se couche ;
> Et quoi qu'il soit très sain et d'esprit et de corps,
> Contre un mal qu'il n'a point l'art unit ses efforts :
> On le met au régime, et notre faux malade,
> Soigné par l'accouchée, en son lit fait couvade ;
> On ferme avec grand soin portes, volets, rideaux ;
> Immobile on l'oblige à rester sur le dos.
> Pour étouffer son lait qui, gêné dans sa course,
> Pourrait, en l'étouffant, remonter vers sa source,
> Un mari dans sa couche, au médecin soumis,
> Reçoit en cet état, parents, voisins, amis,
> Qui viennent l'exhorter à prendre patience
> Et font des vœux au ciel pour sa convalescence.

De Quatrefages, qui a séjourné près de huit
mois parmi les Basques, affirme, dans ses *Souvenirs
d'un naturaliste*, que la couvade existait encore et
qu'elle remonte à la plus haute antiquité : il s'appuie
sur l'autorité d'un auteur originaire du pays basque,

1. J. Vinson et Hovelacque, *Etudes de linguistique*, 1878, 197-209.
2. Bladé, dans son *Etude sur l'origine des Basques* (1869, in-8),
conclut aussi pour la négative.
3. *Scaligerana*, édit. 1695, 51 ; cf. Dutens, *Mém. d'un voyageur
qui se repose*, t. III, 201.

qui, en cette qualité, devait être bien renseigné sur les mœurs de ses compatriotes. Pour qui connaît la sûreté de documentation de M. de QUATREFAGES, la question est résolue[1]; il n'empêche que son opinion a trouvé des incrédules.

Très préoccupé de découvrir la solution du problème, en 1875, un membre de la *Société des sciences, lettres et arts* de Pau, M. PICHE, avocat, proposait de rechercher si la couvade existait réellement dans le Béarn, comme l'avaient tour à tour attesté Sir John LUBBOCK, HERBERT SPENCER et de QUATREFAGES. Et à l'appui de sa proposition, il formulait ces diverses questions :

1° La coutume désignée sous le nom de *couvade* a-t-elle réellement existé dans le Béarn ou le pays basque?

2° Si oui, peut-on déterminer son extension géographique ou historique?

3° Existe-t-elle encore et quelle explication en peut-on donner?

A ces questions, M. LOCHARD, percepteur de Labastide-Clairence, faisait cette réponse topique :

« Dans un des derniers bulletins de la Société, vous avez appelé l'attention sur un article publié dans la *Revue des Deux-Mondes*, au sujet de la *Couvade en Béarn*.

« D'après un fait accompli dans une des communes du canton de Labastide-Clairence, la *Revue des Deux-Mondes* a eu raison. Comme document historique, je ne change rien, ni dans le fond, ni dans la forme, à ce qui a été raconté hier, dimanche, à ce sujet, en présence de M. LAFOURCADE, maire de Labastide-Clairence, et d'une autre personne, alors chez moi ; j'écris presque sous la dictée du narrateur.

« Dans une famille des plus aisées de la commune

1. Dans une note du fabliau bien connu de *Nicolette et Aucassin*, Legrand d'Aussy a signalé la couvade béarnaise.

(Ayherre), chaque fois que la femme accouchait, le mari se mettait au lit immédiatement, faisait le malade et recevait les soins que comportait la situation de sa femme. Il recevait aussi les compliments de ses parents et de ses voisins. A cette occasion, l'usage de ce ménage voulait qu'on l'on tuât de la volaille; le bouillon passait à la femme, tandis que la volaille elle-même était absorbée par le mari qui, comme il a été dit, gardait le lit. Le repas se faisait dans le but de relever les forces du prétendu malade.

« Ce fait ne s'est pas accompli une fois seulement dans cette famille, mais bien onze ou douze fois, de 1844 à 1858. L'accouchée, d'une forte constitution, comme le sont d'ailleurs en général les femmes basques, faisait elle-même les préparatifs du repas de baptême, c'est-à-dire que, dès le lendemain de l'accouchement, elle vaquait aux soins du ménage. »

La personne de qui le percepteur tenait ce récit, un ancien instituteur, avait assisté, en qualité de voisin, à tous les repas de famille organisés pour la circonstance. La source n'était donc pas suspecte. Malgré cela, des doutes ayant été émis, plusieurs notables de la commune d'Ayherre confirmèrent, par une attestation écrite, dûment signée et paraphée, la déclaration de l'instituteur.

*
* *

Comment expliquer la persistance d'une coutume qui jure avec l'état actuel de notre civilisation? Est-ce un reste de ces époques barbares où la femme vivait sous la dépendance absolue de l'homme, son seigneur et maître? Nous ne voyons pas que l'homme soit ici en bonne posture pour afficher sa supériorité. Son attitude est loin d'être celle d'un guerrier ou d'un héros! Elle prête, incontestablement, au ridicule.

Serait-ce l'attestation du mépris dans lequel tenait les femmes l'homme, s'attribuant tout l'honneur de la perpétuation de la famille et de la race[1]? Après tout, l'hypothèse est soutenable.

Quelques auteurs ont considéré la couvade comme une preuve que la paternité étant incertaine, une cérémonie symbolique était nécessaire pour l'assurer : il fallait que le père devint fictivement la mère. Mais cette interprétation de la couvade a été récemment contestée. Elle ne rend pas compte de certaines particularités, sur lesquelles il serait trop long d'insister.

Crawley explique la couvade d'une manière satisfaisante, dit M. Appleton[2], en disant que cette comédie a pour but de tromper les esprits malfaisants, disposés à abuser de la faiblesse de la mère. Aujourd'hui encore, dans certaines localités du département des Landes, dès les premières douleurs, la femme passe les culottes du mari. Il s'agit d'en imposer aux démons : ils ne pourront songer à s'attaquer à une personne ayant une attitude virile, et seront impuissants contre la prétendue accouchée, qui est un homme bien portant. C'est dans le même ordre d'idées que, chez certaines peuplades, on place une épée devant la maison d'une femme en couches[3].

Pour Reclus[4], la couvade semble marquer la reconnaissance de l'enfant par le père, reconnaissance

---

1. Ainsi que l'écrit le comte de Gramont, in *Int. des Ch. et cur.*, 1893, t. II, 264.

2. *Revue générale du Droit, de la législation et de la jurisprudence*, mai-juin 1916.

3. *Lyon médical*, décembre 1916.

4. *Société d'anthropologie*, séance du 3 juillet 1884.

exprimée par la simulation naïve de l'accouchement et de l'allaitement.

« S'il en est ainsi, la couvade marquerait la transition entre la famille matronymique et la famille patronymique, et disparaîtrait plus ou moins rapidement dans les pays où le droit du père l'a définitivement emporté sur le droit de la mère. »

Pour de QUATREFAGES, ce ne serait là « qu'un reste de cette barbarie qu'on retrouve chez tant de peuples sauvages où l'homme, le guerrier, est tout ; et la femme, rien. »

Or, le rôle du mari, dans la couvade, n'est nullement celui d'un guerrier, d'un brave : il ne consiste pas seulement à recevoir les félicitations de ses amis ; nous le voyons, dans la plupart des récits, être tenu à certaines précautions, et cela dans l'intérêt de son enfant.

D'autres nous le représentent comme se plaignant, et pour ainsi dire participant aux douleurs de l'enfantement : son rôle ne marque donc pas sa supériorité ; au contraire, pendant que la couvade dure, il est souffrant, immobilisé, et c'est la femme qui le soigne.

« Cette bizarre comédie aurait-elle pour but, ainsi que l'insinue ingénieusement CORRE de faire oublier ses douleurs à la femme, de lu donner comme une innocente revanche de la peine qu'elle a seule supportée dans l'œuvre de la reproduction[1] ? » M. MAUREL, pour sa part, ne le pense pas et opine que l'explication doit être cherchée ailleurs.

Il lui paraît, tout d'abord, évident

« Qu'une pareille coutume existant à une époque si reculée,

1. CORRE, *la Mère et l'Enfant dans les races.*

sur des points si éloignés les uns des autres, ne peut reconnaître pour origine que la même croyance, le même besoin, ou le même sentiment. Il est impossible que ces peuples y soient arrivés par des voies différentes. Or, parmi ces croyances, c'est en vain que l'on a cherché celle qui aurait pu, même après ces transformations successives, qui les dénaturent si souvent, conduire à cette bizarrerie. Il paraît en être de même pour les besoins. Les groupes humains les plus divers ont pu, sans avoir communiqué, arriver à se vêtir, à se construire des abris, à fabriquer des armes. Mais de quel besoin aurait pu dériver la couvade? Lara serait-il dans le vrai : tous ces peuples, au début, ayant peur des fauves, auraient-ils éprouvé le besoin de confier la garde des nouveau-nés au mari? »

Et l'auteur que nous venons de citer conclut :

« Oserai-je, après ces hypothèses, en proposer une nouvelle? En tenant compte de ce qu'il y a de mieux établi parmi les détails de cet usage, il m'a semblé que l'on pourrait invoquer un sentiment répandu dans la plupart des sociétés, même à leur début : celui de l'affirmation de la paternité. Le père ne voudrait-il pas prouver ainsi que cet enfant est bien le fruit de ses œuvres? Il me semble que cette explication concorderait, mieux que les précédentes, avec ce que nous savons de cet usage, et surtout avec le caractère, les mœurs, la tournure d'esprit des Indiens de la Guyane, que j'ai bien connus, et les seuls chez lesquels la couvade existe de nos jours. »

Citons encore quelques autres explications, car cet étrange usage de la couvade a particulièrement attiré l'attention des chercheurs et provoqué leurs interprétations.

Max Müller l'explique d'une façon très peu scientifique, en ne voyant en elle qu'une superstition ridicule ; mais les superstitions « ridicules » ont toujours quelque fondement dans des conceptions plus sérieuses, chez les peuples sauvages.

Taylor attribue la couvade au désir d'exprimer cette idée : que le corps du père et de l'enfant sont unis l'un à l'autre par des liens physiques ; autrement dit, que cet accouchement simulé attesterait la paternité.

Lubbock voit en lui une transition du matriarchat au patriarchat.

Lippert et, après lui, Helwald, cherchent très judicieusement à expliquer la couvade par les habitudes religieuses des peuples primitifs, mais ils lui attribuent à tort la signification d'un sacrifice expiatoire. A l'époque de la prédominance du matriarchat, d'après ces auteurs, l'habitude de sacrifier le premier-né était très répandue ; elle devint obligatoire avec le temps, et, lors de l'introduction du patriarchat, elle continua encore quelque temps ; mais, le mari une fois devenu maître et propriétaire de sa femme et de ses enfants, il était de son intérêt de conserver les enfants : on renonça donc à la coutume de sacrifier le premier-né. Mais, comme ces sacrifices étaient fondés sur d'antiques traditions religieuses, il fallut sans doute bien du temps avant qu'on remplaçât le sacrifice du premier-né par un autre sacrifice.

Apparemment, remarque Helwald, les premiers essais de cette permutation furent les jeûnes, les saignées, etc., auxquels se soumettait le propriétaire des enfants. Dans cette hypothèse, les tribus qui ne s'étaient pas élevées à la vie nomade et pastorale devaient conserver plus longtemps cette habitude, parce que, chez elles, il n'existait pas d'objets d'une valeur suffisante et capables de remplacer une victime sanglante par une autre. La couvade s'offrit à elles comme un de ces moyens de rachat.

Ces explications sont évidemment forcées. HEL-WALD et LIPPERT n'en ont pas moins eu le mérite de souligner l'importance des conceptions religieuses dans l'origine de la couvade.

GIRAUD-TEULON, à l'instar de quelques autres savants, attribue à la couvade une signification symbolique : en mimant l'accouchement, le père acquerrait des droits effectifs sur son enfant. GIRAUD-TEULON définit la couvade : un acte par lequel s'exprime « le désir de l'homme de montrer, sous une forme sensible, la relation physique existant entre deux personnes du sexe masculin, et d'exprimer cette relation par les formalités d'un ordre plus élevé ». De même que les cérémonies de l'adoption, cet usage symbolique attesterait la consanguinité.

KOVALEVSKY, LETOURNEAU partagent à peu près cette opinion.

« Par cet usage, qui frappait l'attention des spectateurs, dit Letourneau, le père affirmait expressément sa paternité et acquérait certains droits incontestables sur le nouveau-né. Or, l'habitude de la couvade s'est précisément conservée chez les indigènes de l'Amérique, c'est-à-dire, dans les régions où le système de la filiation en ligne maternelle est resté jusqu'ici extrêmement répandu. La couvade, vraisem-blablement, marquait un effort pour abandonner ce système. Elle démontre que l'homme ne veut plus partager l'usage de sa ou de ses femmes avec d'autres, qu'il désire être maître des enfants, effectivement engendrés par lui, et qui, dans la suite, selon toute apparence, seront les héritiers de son bien.

La couvade, en résumé, est l'expression de la révolte de l'individualisme contre le communisme primitif. Les procédés mimiques en sont grossiers et même ridicules ; mais, dans un établissement social ne possédant ni maire ni notaire, les atte tations figurées prennent une force particulière et, pour les rendre plus fixes et plus mémorables, les peuples sauvages recourent volontiers à des mesures compliquées, frappant les yeux, capables d'imprimer dans l'esprit des personnes présentes le souvenir d'un fait déterminé. »

« La couvade, dit STARKE, exprime, comme le laissait déjà entendre TAYLOR, la foi en le lien secret unissant le père et le fils, et cette foi est en complet accord avec ce que nous savons sur les croyances des peuples primitifs. L'opinion, qu'il est possible d'hériter de la bravoure d'un défunt en mangeant son cœur, qu'il est possible d'ensorceler un homme par le moyen d'incantations prononcées sur une touffe de cheveux, etc..., tout cela découle des mêmes idées ayant amené la couvade. C'est donc, sans doute, afin de transmettre sa bravoure au nouveau-né, que le père, dans les tribus sauvages du Brésil, chez les Caraïbes et les Minagasses, se soumet à des opérations douloureuses. Remarquons, à ce sujet que, d'après LAFITTO, les Iroquois vouent à la stérilité toute femme qui crie au moment de ses couches.

« La couvade, dit encore STARKE, s'est établie, non pour la mère, mais pour le père; son but est le bien et la santé de l'enfant. Garantir à ce dernier les qualités du père par le moyen des usages qui s'y rattachent, est donc l'origine vraisemblable de cette coutume, car il faut avoir un certain courage et une bonne dose d'endurance pour accomplir les prescriptions de la couvade[1]. »

Quel est le motif de la couvade, recherche à son tour le Dr Félix REGNAULT et il répond à cette question :

« On a émis sur ce sujet de nombreuses théories. L'un y voit la honte d'avoir donné le jour à un être de son espèce!

---

1. *Union médicale et scientifique du Nord-Est*, 15 février 1904.

(Boulanger); l'autre, le désir de réchauffer son enfant qui fait coucher le père! (abbé Rouboud); d'autres, enfin, la volonté du père de prouver qu'il a autant de part à la génération que la femme (abbé Raynal).

« La théorie la plus acceptée est celle qui prétend que la couvade a pour but de marquer la paternité : l'homme se proclamait père, en copiant l'acte qui rattache l'enfant à sa mère (Bachhofen et Giraud-Teulon). Mais comment des êtres peu évolués auraient-ils tenu un raisonnement aussi compliqué, alors qu'il leur était si simple de signifier leur volonté de maître [1] ?

« La faculté imitative chez le sauvage est bien plus développée et celle du raisonnement bien moins que chez le civilisé. Quant le sentiment sympathique se développe entre mari et femme, le mari, par sympathie, participe aux privations et aux souffrances de sa femme.

Si, pendant la grossesse, la femme superstitieuse s'abstient de certains mets, subit certaines privations, si elle a un goût dépravé et mange des aliments inalibiles, le mari imitera ses actes, comme les animaux imitent : par exemple, les moutons de Panurge.

A l'accouchement, il imitera la femme pour le même motif. Dans nos sociétés civilisées, on peut voir un mari neurasthénique prendre sa part des vomissements de la grossesse, souffrir au moment de l'accouchement et ne se rétablir que trois semaines après » (Ch. Féré)[2].

La couvade démontre donc, chez les peuples qui la pratiquent, l'existence d'une grande solidarité sympathique dans le mariage. Cette constatation est fort importante ; car, dans les sociétés primitives (Australiens, Fuégiens), cette sympathie est ordinairement nulle, ou, en tous cas, peu manifeste.

Quand le mari se met à imiter les douleurs de sa femme, à plus forte raison il imitera les soins qu'elle donne à l'enfant. La couvade marque l'éveil des sentiments conjugaux et paternels, tels que les sociétés civilisées les possèdent. »

1. *Médecine moderne*, 6 juillet 1898 (art. signé **F. R.**).
2. Ch. **Féré**, *Soc. Biologie*, 15 avril 1899; cf. du même auteur, *l'Instinct sexuel*, 91-93.

Le lecteur n'a plus qu'à choisir entre ces explications. Quoi qu'il en soit, cette curieuse coutume a existé, elle existe peut-être encore et, dans la civilisation ambiante, elle constitue un rare anachronisme.

Maternités précoces.

On a pu lire, dans le *Journal* du 7 mars 1910, l'entrefilet suivant :

Mère à treize ans.

Un cas de maternité assez rare s'est produit, ces jours derniers, à Clamart. Une fillette de treize ans a mis au monde un gros garçon, dont l'heureux père est âgé de... quinze ans !

Un écho, à peu près analogue, avait paru dans le *Petit Parisien* du 31 mai 1908; nous en donnons ci-après le texte :

On signale, dans la commune de Moulin-sous-Touvert, dans l'arrondissement de Compiègne, un cas exceptionnel de maternité précoce. Une jeune fille de douze ans a mis au monde un garçon fort bien constitué.

En raison de l'âge de la mère, le Parquet de Compiègne a été saisi de l'affaire.

Mais voici mieux. La jeune mère — oh! combien jeune! — l'enfant-maman, pour plus exactement parler, n'avait que *neuf ans et demi*, et l'on devine quel gros événement ce dut être... en 1756 !

Nous possédons, dans notre collection personnelle, le très curieux placard dont nous donnons ci-après la reproduction, sans y changer un iota :

Le détail

OU EXPLICATION DE LA SUITE DE LA PREMIÈRE RELATION.

Au sujet de la nommée Magdelaine-Charlotte-Jacquette, fille de Louis Renaud et de Magdelaine Laflèche, qui a accouché heureusement, le 30 Juin 1756, d'un fils qui a été nommé Jean-Louis.

On a vû l'explication et la relation de sa grossesse ; voici ce que l'on a appris des circonstances de son heureux accouchement, pour acquiter la promesse que nous avons faite d'en donner le détail, l'Accoucheur, le nom qu'on a donné à l'enfant nouveau-né, la Paroisse où il a été baptisé, les Pareins et Mareines qui ont bien voulu le présenter à l'Eglise, et généralement tout ce qui s'est passé à cette occasion.

Le 30 Juin, sur les trois heures et demie du matin, ladite Magdelaine-Charlotte-Jacquette Renaud fut délivrée heureusement par les attentions et les soins infatigables qu'y a aportés Monsieur l'Accoucheur de Madame la Dauphine, après vingt-quatre heures d'un travail si extraordinaire que tous les Maîtres de l'Art s'étonnent comment il est possible qu'elle soit encore en vie, vû que quantité de femmes d'un âge et de force convenable de mettre des enfants au monde, y auroient succombé, comme l'expérience ne nous l'apprend que trop.

Mais afin qu'on soit plus en état de juger des peines et des soins de l'Accoucheur, il est nécessaire de reprendre les choses d'un peu plus haut.

Après l'éclat qu'a fait à Paris et à la cour le bruit d'une jeune fille de neuf ans et demi enceinte de sept mois, cet habile Chirurgien-Accoucheur l'a prise chez lui, dans la rue Mazarine, vis-à-vis la rue Guénégaud, où elle fait sa résidence depuis ce temps-là. Quelque bonne volonté que ce Docteur témoignât en cela pour cette enfant, il n'a cependant voulu l'entreprendre que de l'avis des plus habiles Maîtres de l'Art, et qu'après avoir consulté tant la Faculté de Médecine que l'Académie de chirurgie, et de l'ordre exprès de la Famille Royale. Etant ainsi assuré de l'approbation de tout ce qu'il y a de grands et de sçavans, il s'est fait un devoir de ne pas abandonner cette fille d'un moment, la regardant dès lors comme un dépôt sacré que l'Etat lui eût confié.

Néanmoins, non content de cela, aussi-tôt qu'il s'est apperçu que le moment pouvoit n'être pas loin d'exercer son talent pour sauver la mère et l'enfant, il s'est hâté de faire faire une consultation de Médecins, Chirurgiens, Accoucheurs et Sages-femmes, dans laquelle il a été résolu qu'on la feroit confesser promptement, y ayant tout à craindre pour sa vie, dans une circonstance aussi critique et aussi périlleuse, et de tâcher de sauver au moins l'enfant, en faisant à la mère, dans le plus fort de ses douleurs, l'opération sur le coté gauche, ce qui a été exécuté dans le tems convenable, avec toute la dexterité qu'on pouvoit attendre d'un aussi habile homme, et avec un bonheur sur lequel on ne pouvoit compter sans une assistance particulière de la Providence.

Ce seroit amuser le public, si on vouloit faire le détail de tout ce qu'elle a souffert pendant les dernières vingt-quatre houres qui ont précédé la naissance de l'enfant, et dans le moment de l'opération ; tout ce que l'on peut dire, c'est qu'elle vit, quoiqu'elle crût elle-même en mourir, et suivant l'opinion des Accoucheurs et Sages-femmes, l'on compte qu'elle en reviendra ; mais ce qui étonne et qui fera long-tems le sujet de l'admiration de tout le monde, c'est de voir qu'une fille de cet âge survive à une pareille opération, et qu'elle ait mis au monde un fils dont on espere autant que d'elle.

L'enfant, qui se porte bien, et que l'on prendroit, à le voir, pour celui d'une femme ordinaire, a été baptisé sur la Paroisse de Saint André des Arcs. Monsieur le Comte de... et Madame la Marquise de... dont il nous est pas permis de mettre les noms, l'ont tenu sur les Fonds de Baptême, et lui ont assuré, aussi-bien qu'à la mère, une pension de quinze cens livres leur vie durant, et après la guérison de la mère, ils se proposent de la mettre dans un Couvent.

Cet accouchement ne peut pas manquer de faire autant d'honneur à l'accoucheur qui a si bien réussi, que l'événement est extraordinaire en lui-même, il s'est assuré par cela seul, quand sa reputation ne seroit pas aussi bien établie d'ailleurs, un nom immortel dans les Fastes de la Nation.

Le malheureux Garçon Marchand de vin, qui a abusé de

l'innocence et de la foiblesse de cette jeune fille, est mort le huit du mois de Juin ; sans cela, il auroit bien pû être châtié suivant la rigueur des Loix.

> *Permis d'imprimer et débiter.*
> A Paris le 4 juillet 1750.
> BERNIER.

Curieuse coutume de jadis

A Chaussin, à Frontenard, à Magny-sur-Tille, les habitants devaient battre l'eau des fossés, pendant les couches de la dame du lieu, lorsqu'elle accouchait d'un fils, pour empêcher les grenouilles de coasser. Cet usage était paraît-il, assez répandu.

Une expérience de Buffon.

« Les fastes de l'art, rapporte Foderé, dans son *Traité de médecine légale* (t. II, 75-76), offrent quelques exemples d'enfants sortis vivants du sein maternel, après la mort de leur mère, par un effet de la puissance contractile de l'utérus, qui a survécu aux autres organes ; mais ces faits sont rares, et il est plus commun que l'enfant périsse, soit faute de secours prompts, soit par des secours mal entendus. L'illustre VICQ-D'AZYR a fait, à ce sujet, l'observation suivante, qui est très juste.

Un des moyens, dit-il, qu'on emploie pour empêcher ces enfants de mourir, pendant qu'on envoie avertir un chirurgien, qu'on le cherche, ou qu'il est en chemin, est de tenir ouverte la bouche de la mère, au lieu d'entretenir, comme le bon sens l'exige, la chaleur de son corps, et particulièrement celle de son ventre. Ce fut ainsi qu'en Silésie, on empêcha un enfant, non encore né, de mourir après sa mère, en attendant qu'un chirurgien vint ; et une expérience de STALPART fils prouve l'utilité de cette méthode. Ayant enveloppé dans des peaux des petits chiens qui venaient de naître, il les plongea dans de l'eau tiède, et plusieurs heures après, il trouva que leur pouls battait encore. M. de Buffon a fait, dans d'autres vues, une expérience analogue[1]. »

Accouchements par la voie rectale.

Deux chirurgiens de Paris, LOUIS et CHOEUPIN, dans une thèse de 1754, *de partium externarum generationi inservientium in mulieribus naturali, vitiosa et morbosa dispositione*, citent une femme qui n'avait ni vulve ni vagin et rendait le sang menstruel par l'anus. Son accouchement amena la déchirure du sphincter. Le Dr LEFÉBURE DE SAINT-ILDEPHONT, qui rapporte ce fait dans le *Journal encyclopédique* de mai 1775 (p. 147), l'appuie d'observations semblables, dues à PETIT, à GROTIUS (sans références bibliographiques), et à l'abbé de La ROQUE, auteur d'un *Journal de médecine* (in-12, 1683-1686).

Cas de superfétation.

Des deux fils que JUPITER eut D'ALCMÈNE, le premier, c'était HERCULE, vint au monde au septième mois ; et le second, AMPHYTRION, dix mois après la conception : *decimo post mense*, exemple de superfétation contestable et de naissance tardive rare, mais

---

1. *OEuvres de Vicq-d'Azyr*, recueillies par M. Moreau (de la Sarthe), tome V ; *Fragmens d'anatomie pathol.*, 365.

possible. Telle est la donnée de la comédie d'*Amphytrion*.

La superfétation, niée par la plupart des auteurs, et notamment par Smellie, Baudelocque et Velpeau, a été cependant admise dans certains cas : lorsque la première grossesse est extra-utérine, et lorsque la matrice est double.

Il existe plusieurs exemples de superfétation dans la science, que les gynécologues déclarent inexplicables : le premier, rapporté par Buffon, est celui d'une femme de Charlestown, qui accoucha le même jour d'un enfant blanc et d'un enfant noir. Elle avoua qu'elle avait eu des rapports le même jour avec son mari et avec un nègre ; le deuxième, publié par le Dr Norton, est analogue. Mais l'un des enfants serait venu au terme de huit mois, tandis que l'autre n'aurait pas eu plus de quatre mois.

Le troisième est celui d'Anne Bigaud, femme Vivier (de Strasbourg), qui accoucha, le 30 avril 1748, d'un garçon vivant ; et, quatre mois et demi après, le 16 septembre de la même année, d'une fille vivante, parfaitement à terme.

Le quatrième est celui de Benoite Franquet, femme Villard (de Lyon), qui accoucha d'une fille le 20 janvier 1780, et cinq mois et demi après, le 6 juillet de la même année, d'une seconde fille parfaitement à terme et bien portante[1].

Accouchements de durée extraordinaire.

De Berges, professeur des accouchements de la généralité de Soissons, et médecin de l'hôpital de la

---

1. Dr Dupouy, *Médecine et mœurs de l'ancienne Rome.*

Fère, rapporte l'histoire d'une pauvre femme, Antoinette Le Sage, âgée de 27 ans, devenue enceinte pour la première fois, vers la fin d'octobre 1778. Les règles qui devaient arriver au début de novembre, manquèrent.

Le 29 juin suivant, à la suite d'un coup de pied dans le ventre, douleurs d'expulsion, qui persistèrent plusieurs jours sans résultat.

Vers le 20 juillet, écoulement abondant de matière laiteuse par les seins, toujours sans sortie du fœtus.

Enfin, le 3 novembre, sortie du fœtus, bien conformé, mais mort. Il ne restait plus rien du placenta. Durée de l'accouchement : *quatre mois!*

(*Observations faites dans les hôpitaux civils,* 1785).

Accouchements historiques, indolores.

L'histoire nous enseigne que de célèbres personnages sont venus au monde précipitamment, et que de futurs potentats sont nés avec un sans-gêne regrettable pour le cérémonial des cours. C'est ainsi que, d'après Plutarque, Cicéron ne fit souffrir à sa mère aucune douleur.

Suivant une tradition flamande fort répandue, Jeanne la Folle, arrivée à la fin de sa grossesse, assistait à une grande fête de la Cour, à Gand. Elle s'absenta un instant, sous prétexte de quelque besoin ; ses dames, la voyant tarder à revenir, la cherchèrent et la trouvèrent seule, en plein travail d'enfant, dans un lieu peu digne de l'illustre Charles-Quint.

Jeanne d'Albret, prise de douleurs vers minuit, entonna un motet en langue béarnaise ; le roi de

Navarre, son père, continua les paroles du cantique et ne les avait pas achevées que Henri IV était né.

Le 15 août 1769, une bourgeoise d'Ajaccio voulut aller à la messe, à cause de la solennité du jour. Elle ressentit les premières douleurs à l'église, sortit précipitamment, et, à peine arrivée chez elle, accoucha sur un tapis, sans avoir le temps de gagner sa chambre : l'enfant s'appela Napoléon Bonaparte.

Dans des temps plus rapprochés de nous, la duchesse de Berry nous a offert plusieurs exemples d'accouchements rapides. Son accoucheur, Deneux, dut plusieurs fois s'opposer à l'expulsion, pour donner aux témoins le temps d'accourir. Lors de la naissance du duc de Bordeaux, Deneux arriva trop tard.

« Je me réveille, raconte la princesse, pressée par je ne sais quel besoin ; je me lève aussitôt, et dans le même instant j'éprouve une violente douleur, qui me permet à peine de remonter sur mon lit, et j'accouche en criant comme une brûlée. »

Les facteurs de la natalité.

Puisque le problème de la dépopulation reste au premier plan de l'actualité ; puisque les naissances diminuent, non pas seulement en France, ne l'oublions pas, mais dans les pays voisins, bien que dans des proportions moins considérables, il ne sera pas sans intérêt de chercher quels sont les facteurs qui influent sur la natalité en général, et, plus particulièrement, sur la fécondité de la femme.

Sur le premier point, on a observé que, dès que la guerre éclate entre deux nations, on voit la natalité baisser tant que durent les hostilités : les préoccupations, l'anxiété pour des êtres chers, plus encore que le départ de tous les hommes valides, expliquent suffisamment le fait. Pour prendre un exemple, en Bavière, avant la guerre de 1870, le nombre des naissances, qui était de 16.000 par mois, tomba brusquement à 2.000 ; après le retour des troupes, le chiffre redevint à peu près normal.

Une autre observation atteste qu'à la campagne on est plus prolifique qu'à la ville. Est-ce l'influence d'une vie plus saine, d'un air plus pur? Serait-ce que certaines doctrines, sur lesquelles il est superflu de s'expliquer, pénètrent moins dans nos villages que dans nos villes, ou ont moins de prise sur le robuste bon sens de nos paysans? Nous enregistrons le fait et ne lui cherchons pas une explication.

Le climat entrerait-il en ligne de compte? En tout cas, on a constaté qu'en Suède, le nombre des enfants dans les familles dépasse souvent six et a parfois atteint 25 et même 30.

Au rapport de lord KAMES, les familles de 15 à 20 enfants n'étaient pas rares en Islande avant la peste de 1710, qui décima la contrée.

Dans le nord de l'Amérique, au Canada, plus spécialement, les femmes sont réputées pour leur fécondité. La loi y favorise, d'ailleurs, les familles nombreuses : l'État accorde cent acres de terrain à toute mère de douze enfants. Or, en 1895, on comptait 1.742 femmes dans ces conditions et une des heureuses mères obtint 360 acres de terre, pour avoir donné le jour à 36 rejetons.

Fécondités extraordinaires.

Quant aux cas de fécondité extraordinaire, sans être fréquents, ils ne sont pas aussi exceptionnels qu'on le croit communément. Nous ne parlons pas des jumeaux. Dans un compte-rendu de la clinique d'accouchement de Fulda, on en relève 2 sur 164 enfants; une autre statistique indique une naissance de jumeaux, en Allemagne, sur 65 grossesses; en Angleterre, sur 73; en France, sur 77. Chiffres approximatifs, est-il besoin de le dire, qui varient suivant les observations, ou plutôt selon l'époque où les constatations ont été faites.

Les observations d'accouchements triples, quadruples et, à plus forte raison, de ceux où le chiffre de quatre est dépassé, demandent à être contrôlées, et ne doivent être acceptées que sous bénéfice d'inventaire.

Nous ne savons sur quel fondement PLINE s'est basé, pour prétendre que les trois Curiaces et les trois Horaces étaient trijumeaux; mais le fait suivant mérite plus de créance.

Au mois de janvier 1866, Mme B..., femme d'un artiste célèbre, bien qu'âgée de quarante-cinq ans, mit au jour trois filles, parfaitement constituées[1].

---

1. Nous relevons un fait analogue dans le *Journal des règnes de Louis XIV et de Louis XV*, par J. A. LE ROY (un médecin). pp. 281-282 :

« Le vendredi 13 mars 1733, la femme d'un charcutier de la rue du Bel-Air, à Versailles, nommé Etienne Lebrun, âgée de quarante-deux ans, enceinte pour la dix-neuvième fois, fut prise de douleurs de l'enfantement, vers les onze heures du matin. A une heure après-midi, elle mit au monde une fille; à deux heures et demie, une seconde; et à trois heures, une troisième. Elles sont

« Rangées toutes les trois dans le même lit, dit une relation de l'époque, on éprouvait, en les voyant, une vive impression d'intérêt et de surprise ; leur ressemblance était si frappante que, pour ne pas les confondre, et afin de leur donner le sein alternativement, on leur avait passé au cou un ruban de couleur différente. »

Plus singulière encore, cette relation que nous extrayons d'un journal médical, qui offre toute garantie de véracité.

En 1852, une femme de Liège accouchait, pour la huitième fois, de trois filles ; en neuf ans de mariage, elle avait eu vingt-quatre enfants du sexe féminin, tous bien portants[1].

toutes trois très ressemblantes et de la même force ; deux étaient dans la même poche, et la troisième seule. On les baptisa sur le champ.

Le lendemain samedi, la dame Laridière, la sage-femme qui reçut ces enfants, les porta, à une heure de l'après-midi, chez la Reine qui voulut les voir, et lui fit donner un louis d'or. Elle les porta ensuite chez Mme la duchesse de Tallard, qui lui donna aussi un louis d'or, et chez Mme de Ventadour, qui lui donna six livres, ce qui lui fit en tout soixante-dix-huit livres.

En l'année 1700, la femme Doisy, belle-mère de Lachapelle, portier du chenil, à Versailles, accoucha de cinq enfants ; les deux premiers ont vécu ; les trois derniers, qui étaient forts petits, vinrent morts. » A rapprocher de ces époux féconds cette Mme Denis, femme de M. Denis, gentilhomme de Bretagne, lequel, avec ses deux cents livres de rente, arrive difficilement à payer les mois de nourrice de trois enfants mis au monde par sa femme, à la suite d'une couche extraordinaire, et que les rédacteurs du bureau des secours au contrôle général désignent familièrement comme « le gentilhomme qui fait trois enfants à la fois et attend avec impatience les bontés du roi ». Cf. P. de VAISSIÈRE, *Gentilshommes campagnards*, 362.

1. En 1882, on annonçait, de Washington, la mort de Mme Marie Austin, à l'âge de 60 ans. « Pendant les trente années de son mariage, cette dame a donné le jour à 44 enfants, dont pas une seule fille ; *six fois elle est accouchée de trois garçons* ; treize fois

On ne cite qu'un petit nombre de grossesses quadruples[1]. Cependant, suivant GOTTLOB (*Mémoires de l'Académie des Sciences*, t. II), une femme de Poméranie aurait eu onze enfants de trois grossesses.

A Torgowa, la femme d'un Kalmouk accoucha de quatre garçons vivants, dont l'un mourut le lendemain.

En 1855, quatre frères, faisant partie de la classe de 1854, tirèrent au sort ensemble : les deux premiers, jumeaux, étaient venus au monde dans le mois de janvier ; les deux autres, jumeaux également, dans le mois de décembre de la même année.

Le 1er mars 1854, une paysanne du village de Dolgom, dans le gouvernement d'Orel, accouchait de cinq enfants, deux garçons et trois filles, mais qui succombèrent au bout de vingt-quatre heures. Cependant, en 1731, il y eut deux cas d'accouchement quintuple, l'un dans la Haute-Saxe, l'autre en Bohême : tous ces enfants vécurent. A Londres, quelques mois plus tard, naissaient quatre garçons et une fille, et la mère put les conserver en excellente santé. La revue médicale d'outre-Manche, *The Lancet*, publiait, en 1854, l'observation d'une femme ayant eu deux garçons et trois filles du même coup[2].

---

de deux jumeaux, et de onze enfants séparés. Tous ces enfants survivent à leur mère, qui n'a jamais pu les réunir tous à sa table. Mme Austin a été une des premières Américaines, aux États-Unis, qui prirent le grade de docteur en médecine et en chirurgie. Pendant la guerre de sécession elle servit dans un régiment comme major et fit toute la campagne dans l'armée du Nord ».

1. SIKORA parle d'une juive de Prague, de sa connaissance, qui mit au monde quatre jumeaux, deux garçons et deux filles, chaque couple ayant son *placenta*, et qui n'ont vécu que 48 heures.

2. Il y a quelques années, le *Journal* relatait ce fait-divers : « Une jeune dame, mariée depuis deux ans, habitant au hameau des

Mettre au monde cinq enfants à la fois est déjà une agréable, ou désagréable surprise pour la mère et son entourage, selon les circonstances dans lesquelles cet événement peu ordinaire se produit; mais une naissance simultanée de six enfants est pour le moins assez déconcertante. En fait, on a enregistré exceptionnellement, dans la pratique, pareil phénomène. Nous en avons, néanmoins, rencontré quelques cas, en parcourant les annales de notre littérature technique.

D'après une lettre écrite au *Journal de Salzburg*, d'Ohlau (Silésie), le 11 décembre 1805, la veille, la femme d'un ramoneur avait accouché de six garçons, tous mort-nés. Cette femme, mariée pour la deuxième fois, avait jusqu'alors donné le jour à quarante-quatre enfants, dont vingt-sept garçons et trois filles, pendant la première union qui avait duré vingt-deux

Routils-Coudray-Saint-Germer, arrondissement de Beauvais, vient d'accoucher de cinq enfants, dont quatre garçons et une fille, tous vivants et bien portants ». D'autre part, le *Petit Parisien* rapportait (n° du 8 juillet 1899) :

Accouchée de cinq enfants à la fois.

« Ce fait sans précédent, croyons-nous, et, en tous cas, extrêmement rare, s'est produit il y a quelques semaines à Mayfield, dans l'État du Kentucky. Les cinq enfants étaient du sexe masculin et tous étaient nés vivants. Ils pesaient, au moment de leur naissance, entre quatre et cinq livres. Malgré leur apparence robuste et leur bonne complexion, ils sont morts, à deux jours d'intervalle, au bout d'un mois. Le docteur Bennheim, de Philadelphie, qui avait procédé à l'accouchement, en a fait l'objet d'une communication au Congrès médical qui s'est réuni tout récemment dans cette ville. Gynécologiste distingué, il a déclaré que ce cas était le plus extraordinaire qui soit parvenu à sa connaissance et dont il ait pu contrôler l'exactitude ». Aristote admet le nombre cinq comme le chiffre le plus élevé des grossesses multiples.... Remarquable est l'exemple qu'il donne d'une femme qui, quatre fois, accoucha de cinq enfants, dont la plupart restèrent en vie (Siebold et Herrgott, *Essai d'une histoire de l'Obstétrique*, 69).

ans ; dans la seconde, qui remontait à trois ans, elle avait eu quatorze garçons : trois, au premier accouchement ; cinq, au second ; six, au troisième. Cette progression croissante est tout à fait digne de remarque. Ainsi que le remarque le Dr MARCEL BAUDOUIN, à qui nous devons la connaissance de ces particularités, il semble établi que la prédisposition aux conceptions multiples tiendrait plutôt à la femme qu'au mari, bien que certains hommes paraissent voués à cet excès de procréation : témoin, ce paysan russe du nom de WASILEF, qui, marié deux fois, devint père de quatre-vingt-sept enfants. Sa première femme eut quatre grossesses quadruples, sept triples, et seize doubles ; la seconde, deux grossesses triples, et six grossesses doubles.

A une époque plus rapprochée de nous, le docteur VASSALI, de Lugano, communiquait à une société scientifique une observation de grossesse sextuple, qui ne laisse place à aucun doute[1].

L'année précédente (1903), un médecin envoyé en mission dans la Côte d'Or (Afrique occidentale), le Dr VORTISCH, se trouvait de passage à Christiansbourg, quelques jours après l'accouchement d'une négresse. Un missionnaire, qui avait entendu parler du phéno-

---

1. C'est sans doute l'observation rapportée (1904) par nombre de journaux italiens, et qui a trait à une journalière des environs de Rome, qui aurait mis au monde, en vingt-six ans, 62 enfants, dont 41 filles et 21 garçons ! C'est un record. Cette femme extraordinaire, véritable mère Gigogne, s'appelle Flavia Granata et serait âgée de 59 ans. Elle est bien connue, paraît-il, à Rome, où plusieurs personnes charitables s'intéressent à elle et à sa nombreuse progéniture. Mariée à 28 ans, Flavia Granata a eu successivement une fille, puis *six garçons d'un coup*, puis cinq garçons, trois garçons, quatre filles, enfin une longue série de jumeaux, terminée il y a quelques jours par une série finale de quatre garçons !

mène, s'était empressé d'en prendre la photographie. Quand il se présenta muni de son appareil, la hutte, six fois fortunée, était assiégée par une foule d'habi- tants de l'endroit, qui venaient voir le miracle, appor- ter aux parents des félicitations ou des cadeaux. L'attroupement et la presse étaient tels que l'autorité se vit dans l'obligation de poster dans la cabane six gardes, un pour chaque bébé!

Cinq nouveau-nés vigoureux, conte l'explorateur dont nous empruntons le récit, gigotaient sur leur couche primitive.

— Où est le sixième? demanda le missionnaire.

— Déjà enterré! lui répondit une des femmes pré- sentes. Connaissant ces gens et leur habitude du men- songe, l'interlocuteur reprit :

— Tu auras six pence, si tu m'apportes l'enfant!

Cela suffit. La femme ouvrit un bassin en tôle, où étaient enfermés ses bijoux et ses fers à friser ; elle les écarta, et on put apercevoir, étendu au fond du vase, le petit cadavre. Les six jumeaux furent alors grou- pés et purent être photographiés. Il y avait cinq garçons et une fille, mais ils ne tardèrent pas à mou- rir, faute de soins[1].

La fécondité maternelle, célébrée par un poète.

En 1707, un poète latin, qui avait pris l'engage- ment de rimer chaque fois que Mme *** enfanterait,

---

1. Les *Actes des Curieux de la Nature* parlent de *sept enfants*, nés dans un seul accouchement (Decad. 3, ann. 7, obs. 210), mais l'observation nous paraît sujette à caution (Cf. *Traité de médecine légale*, par FODÉRÉ, t. II, 37).

lui écrivait, alors qu'elle venait d'accoucher de son 28e enfant :

> Chacun de vos enfants, Lucile,
> Jusqu'ici fut par moi fêté ;
> Votre énorme fécondité
> A la fin me rendra stérile !
> Vainement vous me recherchez,
> Mon faible talent se refuse ;
> Oui, par ma foi, vous accouchez
> Plus facilement que ma muse !

On conte que l'abbesse de Maubuisson, Louise-Hollandine, fille de l'Electeur palatin Frédéric V, avait eu tant de bâtards, qu'elle ne jurait que « *Par le ventre qui a porté quatorze enfants!* » N'est-ce pas réjouissant pour une religieuse ? Cette abbesse, née en 1622, embrassa le catholicisme en 1649 et mourut... en sainte, en 1709. Malgré sa promiscuité, il s'est trouvé un abbé-académicien, Charles-Claude Genest, pour faire son panégyrique, sous le titre de : *Mémoire sur la vie et les vertus (!) de Madame la princesse palatine de Bavière, abbesse de Maubuisson*[1].

Les utilisations diverses du placenta.

Selon BOUCHACOURT[2], l'expression même de *placenta* implique l'idée d'utilisation alimentaire, tout au moins à l'origine.

D'après DELORE, ce serait Adolphe COLOMBO qui aurait employé le premier, en 1559, cette expression de *placenta,* et non FALLOPE, comme l'a prétendu

---

1. *Interméd. des chercheurs et curieux,* t. XI (1879), 75.
2. *Utilisation de la partie extra-embryonnaire de l'œuf.*

VELPEAU. Ce terme n'aurait été étendu que secondairement à l'arrière-faix de tous les mammifères.

Pour DEVENTER, ce seraient les Latins qui auraient désigné le délivre sous le nom de placenta, « à cause de la ressemblance, qu'il a avec un gâteau »; cette comparaison, qu'on retrouve dans MAURICEAU, et, depuis, dans presque tous les traités d'accouchement, a d'ailleurs été continuée par les Allemands, puisqu'ils appellent l'arrière-faix *mutterkuchen* (gâteau de la mère).

Mais n'est-il pas plus logique de penser que cette expression de placenta, c'est-à-dire de gâteau, dérive de l'observation de l'utilisation alimentaire de l'arrière-faix dans toute la série animale, et anciennement, dans l'espèce humaine?

Si, en effet, le placenta humain rappelle, comme forme, une galette ou une tarte, à quelle sorte de pâtisserie peut-on bien comparer les innombrables papilles simples, de couleur rouge, qui constituent le placenta de la jument? Et les plaques ovales, rougeâtres, très inégales et en forme de champignons, de la vache et de la brebis? Et le placenta annulaire, couvert de nombreux plis, de la chienne et de la chatte, etc.?

** **

Voyons, maintenant, ce qu'on fait du placenta, dans les différents pays, en suivant les indications du Dʳ BOUCHACOURT.

1) *En Asie.* — La sage-femme annamite réunit ensemble le placenta et les caillots sanguins, et enveloppe le tout dans les lambeaux, tachés de sang, qu'elle a coupés autour de l'accouchée. Ce volumineux paquet,

formé non seulement par l'arrière-faix, mais encore par des vêtements, et par la natte sur laquelle s'est fait l'accouchement, est caché par la sage-femme dans la salle, au pied du lit de la parturiente. A la tombée de la nuit, la sage-femme revient furtivement chercher le délivre, et elle va l'enterrer dans un endroit qu'elle seule doit connaître, sous peine de graves accidents pour la mère.

Chez les Japonais, on reçoit les placentas de garçons dans un bassin qui contient un bâton d'encre de Chine, et un pinceau pour écrire ; ce serait, paraît-il, une façon de vouer le nouveau-né à l'étude.

2) *En Afrique.* — Au pays du Congo, alors que la mère et l'enfant sont conduits au bain, aussitôt après la délivrance, par un cortège composé d'amis poussant des cris joyeux, le placenta est porté par une femme, qui ouvre la marche en dansant, ayant à la main ce tambourin d'un nouveau genre. Dès qu'on arrive sur les bords du fleuve purificateur, la danseuse lance le délivre, aussi loin que possible, dans le courant.

3) *En Amérique.* — Chez les Indiens Peaux-Rouges, le placenta est enterré à l'endroit même où a eu lieu l'accouchement. Ceux de ces naturels qui ont campé au Jardin d'Acclimatation, il y a déjà un certain nombre d'années, y ont suivi cette coutume.

D'après le Dr Hahn, chez les Fuégiens du Sud, le délivre est porté hors de la case aussitôt après son extraction, et simplement enterré sous un amas de coquilles et de détritus.

Engelmann, après avoir rapporté que les indigènes du Brésil mangent généralement le placenta, ajoute : « S'ils s'aperçoivent qu'on les observe, ils se contentent alors de l'enterrer ou de le brûler. »

4) *En Océanie*. — On rencontre une coutume singulière, qui a pour origine une influence véritablement extraordinaire attribuée au placenta. C'est ainsi que, aux îles Marquises, dès que la délivrance est terminée, on court enterrer l'arrière-faix au milieu d'un passage fréquenté, le sol acquérant, en ce lieu, d'après une croyance universellement répandue, la vertu de rendre fécondes les femmes qui le foulent.

5) *A Madagascar*. — Si nous nous en rapportons au Dr Charles Ravaino[1], lorsque la délivrance est faite et l'arrière-faix reconnu entier, que fait-on? On creuse un trou, profond de 50 centimètres environ, dans l'intérieur de la maison, à deux pas de l'entrée principale, qui est située généralement à l'occident; ou encore, en dehors de la maison, contre le mur, au soleil levant. Au fond du trou, on dispose un lit de cailloux et l'on y dépose le placenta; un autre lit de cailloux recouvre le tout. Plus les cailloux sont gros, mieux cela vaut pour la santé de l'enfant. Enfin, on remplit le trou avec de la terre.

La personne qui emporte le délivre doit se hâter et regarder droit devant elle, jusqu'à l'endroit où le placenta doit être enfoui; si elle tourne les yeux à droite ou à gauche, l'enfant louchera. Si, par malheur, un animal, et en particulier le chien, a léché du sang ou le placenta même, la mère et l'enfant seront voués à des maladies, si ce n'est à la mort.

Quand le cordon désséché tombe, on l'enveloppe dans des herbes vertes, que l'on donne ensuite à manger à un bœuf. L'intérêt de cette coutume est d'éloigner cette parcelle de l'enfant des esprits qui

1. *Pratiques et croyances des Malgaches, relatives aux accouchements et à la médecine infantile*, 42 et s.

flottent dans l'air, car s'il s'égarait, l'enfant deviendrait idiot; si, au contraire, le bœuf mange, l'enfant deviendra riche et possédera beaucoup de bœufs[1].

6° *En Europe.* — M. de Maricourt a communiqué, à la *Société d'Anthropologie*, une série de coutumes qu'il a observées dans le Morvan (canton de Château-Chinon), parmi lesquelles nous relevons la suivante :

« Lorsque le morceau de cordon ombilical se détachera du ventre, la mère le recueillera et le mettra précieusement dans une boîte... Lorsque l'enfant commence à jouer avec un couteau, ou des ciseaux, le premier objet qu'il coupera doit être ce cordon ombilical.... On ramassera le bout respecté par les ciseaux ou le couteau..., et lorsque, arrivé à l'âge d'homme, le jeune paysan ira tirer au sort, s'il ne porte pas ce talisman dans la poche de son gilet, il risquera fort d'amener un mauvais numéro. »

Si l'on en croit un petit manuel d'accouchements de la fin du xviiie siècle, et qui a pour titre : *Catéchisme sur l'art des accouchements pour les sages-femmes de la campagne*, la destruction de l'excédent de cordon par le feu était, à cette époque, une pratique courante.

D'après Felkin[2], chez les indigènes de l'Ouganda (Afrique centrale), le placenta est brûlé, en dehors de la hutte, aussitôt après la délivrance, mais de côtés différents, suivant le sexe de l'enfant.

Dans son *Histoire des accouchements chez tous les peuples*[3], Witkowski rapporte qu'à Vienne, « une

1. Dr Ch. Ravaino, thèse citée, 53-54.
2. Communication à l'*Edimb. med. Journal*, avril 1884.
3. Witkowski, 1re édition (1887), 542.

particularité assez curieuse à noter, c'est qu'un fourneau brûle tous les placentas; on en consume ainsi
plus de 9.000 par an. »

Enfin, actuellement, dans beaucoup de grandes
villes, et notamment dans toutes celles qui possédent
un four crématoire, la partie extra-embryonnaire de
l'œuf humain est détruite par incinération.

Ainsi, à Paris, les placentas provenant des hôpitaux
sont recueillis dans de la sciure de bois, et envoyés
par lots à la Faculté de Médecine, qui les fait conduire au four crématoire, avec les débris provenant
des amphithéâtres de dissection.

Sait-on que la partie extra-embryonnaire de l'œuf
est quelquefois utilisée comme engrais?

Dans les campagnes, le placenta et les membranes
sont quelquefois mis directement sur le fumier; mais,
la plupart du temps, pour éviter que les animaux de
la ferme ne viennent manger l'arrière-faix humain,
on le jette directement dans les fosses d'aisances.

Dans les villes, il y a une distinction à établir
entre les grandes et les petites villes; entre les accouchements à l'hôpital et dans la clientèle.

Dans les accouchements de la clientèle, quelle que
soit l'importance de la ville, on peut affirmer que ce
sont les *water-closet* qui servent de dernier refuge à
la partie extra-embryonnaire de l'œuf.

La Placentophagie.

La coutume de manger le placenta, en famille ou
avec des amis, est signalée par ENGELMANN, dans son

livre sur la « Pratique des accouchements chez les
peuples primitifs ». Non seulement, cette coutume
est en honneur chez les Lakutes, mais on la retrouve
également chez les naturels du Brésil. « Ceux-ci,
avons-nous dit, quand ils peuvent se réunir en secret,
mangent avec délices le gâteau placentaire qui vient
d'être expulsé. S'ils s'aperçoivent qu'on les observe,
ils se contentent alors de l'enterrer ou de le brûler ».
Quant à l'origine de cette coutume bizarre, elle doit
se rattacher à la superstition, et je ne crois pas qu'on
puisse y trouver autre chose qu'une idée superstitieuse. ENGELMANN raconte que, dans l'Annam,
« après avoir fait la toilette de l'accouchée, et coupé
toutes les parties des vêtements et des nattes qui sont
souillées de sang, la sage-femme enveloppe dans ces
dernières le placenta et les caillots expulsés en même
temps. Elle met ce paquet de côté, près du fourneau
qui se trouve sous le lit de la mère, en le recouvrant
d'un peu de sable pour qu'on ne l'aperçoive pas. Puis,
une fois la nuit venue, elle ira furtivement enterrer
ce paquet dans un endroit qu'elle seule devra connaître, sinon la mère sera exposée aux plus graves
accidents. »

Les Annamites se contentent de la disparition
de l'arrière-faix à l'insu de la mère; les Lakutes et
les Brésiliens préfèrent l'anéantir dans des agapes
fraternelles ou familiales. Question de goût! Mais, en
résumé, on peut accepter comme valable l'explication
d'Engelmann.

*
* *

La coutume instinctive de la placentophagie s'est
retrouvée, à diverses époques, chez des peuples pri-

mitifs d'origine très différente. C'est ainsi que Jean
de Léry, ministre protestant de Genève, ayant fait,
en 1556, un voyage au Brésil, rapporte que les naturels du pays mangent le délivre dès sa sortie de la
mère, comme les animaux[1].

Un siècle et demi plus tard, le voyageur GEMELLI CAR-
RERI[2] fait observer que, chez les Lakutes (ou Yakouts),
peuplade de la Russie d'Asie, le père s'empare de
l'arrière-faix immédiatement après sa sortie, le fait
cuire, et s'en régale avec ses parents et amis.

L'habitude de la placentophagie existerait encore
dans certaines parties du Soudan; mais, ni au Maroc,
ni en Algérie, elle ne serait pratiquée (au dire du
Dr Raynaud); cependant, pour le Maroc, il y a deux
avis divergents, comme on va le voir dans le chapitre suivant.

Le Placenta comme galactogogue.

Dans la Gazette italienne des sages-femmes (*Gazzetta italiana delle Levetrici*, juillet 1916), Mme Teresa
Bianchini rapporte cinq cas de placentophagie, qu'elle
a observés dans les Marches italiennes. Le placenta
fut ingéré pour augmenter la sécrétion du lait, qui
avait manqué après les précédents accouchements. Il
fut sectionné, lavé, cuit à l'eau salée et mangé à gros
morceaux; dans un des cas, on le fit cuire dans du
bouillon. A part la cuisson, on imite ce qui se passe
chez certains animaux, la chienne, par exemple, qui
mange son placenta immédiatement après l'expulsion.

1. Jean de Léry, *Relation de mon voyage au Brésil*, ch. VI.
1558.

2. *Voyages de Gemelli Carreri*. Paris, 1719.

Dans ces cinq cas, la méthode aurait réussi à procurer du lait.

Dans l'antiquité et au moyen-âge, le placenta fut employé dans ce but, et de nos jours on a donné en pilules du placenta humain et du placenta de truie.

Au Maroc, on estime que le fait de manger le placenta prévient la stérilité et hâte la délivrance. En Chine, on le donne sec, en pilules, ou frais, dans la chlorose et dans l'anémie consécutive aux couches.

Les parties naturelles de la femme,
emblème de lâcheté.

HÉRODOTE dit que SÉSOSTRIS, roi d'Egypte, grand conquérant, érigeait des colonnes dans les pays qu'il avait soumis à sa domination. Sur ces colonnes, il faisait inscrire son nom, en indiquant qu'il avait vaincu tel peuple. Lorsqu'il avait subjugué un pays sans livrer bataille, il faisait ajouter sur la colonne *les parties naturelles* de la femme, emblème de la lâcheté de ces peuples. Hérodote avait vu et remarqué cet emblème sur quelques-unes de ces colonnes[1].

L'hypertrophie des petites lèvres, signe de saphisme.

L'hypertrophie des petites lèvres serait l'indice certain d'habitudes solitaires, à tel point que MARTINEAU a décrit des variétés de petites lèvres suivant le genre d'onanisme pratiqué.

« A mon avis, réplique BROUARDEL[2], rien de tel

1. *Essai sur la Symbolique du droit,* par CHASSAN, 125.
2. *Le Mariage,* 141-142.

n'existe; quand j'ai commencé à m'occuper de médecine légale, je priai le Dr Descoust, alors médecin du Dispensaire, de faire des recherches à ce sujet. Eh bien, même chez les filles sortant de maisons qui ont une réputation de spécialité en l'espèce, il lui fut impossible de découvrir un signe quelconque des habitudes de saphisme.

« Au Dispensaire, il n'est pas rare de voir, chez des femmes prostituées depuis de longues années, la fraîcheur la plus virginale des grandes et des petites lèvres; alors que d'autres, bien plus novices dans le métier, présentent déjà les malformations décrites par Tardieu et Martineau. Il y a, dans la disposition des organes génitaux, une influence héréditaire : dans certaines familles, les femmes ont des petites lèvres d'une longueur exagérée; absolument comme, dans d'autres, on a une grande bouche, un nez aquilin ou busqué. »

Développement du clitoris et du saphisme.

Les vices contre nature, dont les *tribades* et les *subigatrices* avaient pris l'habitude à Rome, avaient extraordinairement développé, chez certaines d'entre elles, les dimensions du clitoris. Tulpius raconte qu'une femme fut fouettée publiquement et bannie de Rome, pour avoir abusé de sa conformation. Et Colombus cite l'exemple d'une autre femme, dont le clitoris, aussi long que le petit doigt, avait fini par s'ossifier!

Anomalies et vices de conformation des organes génitaux, chez la femme.

On a constaté l'absence de l'un quelconque des organes qui constituent l'appareil génital externe. La forme la plus singulière est, certainement, l'absence de tout l'appareil, y compris son orifice, les voies sexuelles aboutissant alors dans l'intestin, très près de sa terminaison.

Cette anomalie a été signalée, pour la première fois dans l'espèce humaine, en 1734, par Louis, qui soutint une thèse où il était question d'une femme ainsi conformée, et qui avait néanmoins mis au monde un enfant. A la suite de l'observation, Louis posait la question : *An uxore sic disposita uti fas sit, vel non ; judicent theologi morales?* La Sorbonne s'émut, mit l'auteur en interdit, et le Parlement défendit la publication de sa thèse ; celle-ci ne fut livrée au public qu'en 1754, grâce à la tolérance du pape Benoît XIV, qui donna l'absolution au malheureux médecin, resté célèbre à la suite de ces persécutions[1].

L'Infibulation féminine.

Dans le Soudan, on incise la femme qui a été infibulée, c'est-à-dire dont le vagin a été rétréci artificiellement. L'infibulation se pratique généralement à l'âge de sept ans, en fendant un peu les grandes lèvres à leur sommet, ainsi que le clitoris suivant sa longueur, et liant fortement les cuisses,

---

1. *Les Anomalies chez l'homme et les mammifères*, par Louis Blanc, 190-191.

les genoux et les chevilles, sans permettre de mouvement jusqu'à ce que les chairs se collent, ou en forçant le sujet à demeurer une huitaine de jours les jambes fléchies sur les cuisses, afin de faciliter les conditions particulières que l'opérateur se propose d'obtenir pour la cicatrisation,

A Kartoum, on coud, dès l'âge de douze ans, les grandes lèvres, en ne laissant qu'un petit orifice.

APPENDICE

Les Seins.

Le grec στομαχος désignait à la fois les seins et
tout le devant de la poitrine. Par un retour analogue vers le sens primitif du latin *pectus*, le mot
« pis » a été également appliqué aux mamelles et
employé pour désigner le poitrail, même chez
l'homme : « L'abbé DE SAINT-CYRAN, après avoir
mis la main au pis, promit et jura sur les saints
Ordres de dire la vérité[1]. »

Recettes pour obtenir un beau sein.

Une des beautés qu'on a toujours appréciées chez
la femme, c'est une gorge peu développée, mais
ronde et ferme. Les barbiers se vantaient d'obtenir
ce résultat tant désiré, à l'aide de divers mélanges
de substances animales et végétales, qui ne pouvaient agir que sur l'imagination. Voici un des
secrets que recommande le *Bastiment des receptes* :

« Pour faire petits tetins tenir en leur estat, et de grossesse

1. LITTRÉ, cité par BRISSAUD, 35.

les réduire en petitesse : prens fressure de lièvre et la mesle avec autant de miel commun, et de ce fais emplastre que metras sur les tetins et environs, et rafraischis le dit emplastre quand il sera sec. »

Cette recette était sans doute aussi innocente que la suivante, qui paraît seulement plus compliquée :

« Prenez moölle de pieds de mouton qu'il vous plaira, et la faites fondre à petit feu avec la tierce partie d'autant de cire vierge lavée en eau rose tant qu'elle devienne très blanche; puis prenez jus de bettes, vinaigre blanc et clair, autant d'un que d'autre, et lavez lesdits tetins dudit jus et vinaigre, meslez ensemble, puis oignez lesdits tetins de ladite moelle et cire vierge fondues ensemble; puis pulverisez lesdits tetins de poudre d'encens bien subtile, après qu'ils seront oingts, et faut en user plusieurs jours et continuels. »

Ce traitement ne réussissait pas souvent, mais on n'en accusait pas plus les barbiers que leurs drogues, qui passaient pour infaillibles dans leurs effets ; on préférait attribuer l'inefficacité de ces confections à des influences planétaires et à des causes inconnues.

Tant que la mode des *petits tetins* persista en France, tant que les dames de la cour cherchèrent des modèles du beau idéal dans les peintures et les statues de l'Ecole de Fontainebleau, qui avait mis en honneur la petitesse du sein, les barbiers ne furent occupés qu'à combattre l'embonpoint de la poitrine chez les jeunes femmes, et même chez les jeunes filles ; mais la mode ayant changé sous la régence d'Anne D'AUTRICHE, qui ne fut pas étrangère à cette réhabilitation des *grandes gorges*, les bar-

biers furent requis aussitôt de réparer l'insuffisance
de la nature, et leurs recettes pour faire grossir les
seins n'eurent probablement pas plus de succès que
celles qui avaient pour but de les faire diminuer. Ce
fut une de ces recettes, que la fameuse devineresse
Voisin avait vendue à une demoiselle de la cour,
qui lui écrivait en style laconique : « Plus je frotte,
moins ça pousse [1]. »

*
* *

Tout ce qui peut aider à l'embellissement du sein
ne pouvait être négligé en Orient, où une femme ne
peut espérer devenir quelque chose qu'à la condition
d'offrir une perfection admirablé de tous ses charmes.
Aussi, les voyageurs nous ont-ils appris que, pour
arrêter le trop grand développement de ces organes,
les Géorgiennes et les bayadères de l'Inde les enfer-
maient dans des étuis de bois, qu'ils ne pouvaient
dépasser, et sur la forme desquels ils se moulaient
exactement.

*
* *

On s'est servi, en différents pays, dans le but
d'augmenter le volume des seins, d'un procédé
mécanique sur lequel nous appelons spécialement,
en passant, toute l'attention de nos lectrices, à cause
des déductions pratiques qu'elles pourront en tirer.
Il consistait à appliquer, sur les demi-globes du sein
trop peu développés, une sorte de ventouse qui les
embrassait jusqu'à leur base et les forçait à se gonfler

---

1. P. Dufour, *Hist. de la Prostitution*, passim.

pour remplir le vide formé par l'appareil. Plusieurs femmes célèbres passent pour s'être ainsi procuré un attrait qui manquait à leur beauté [1].

**

DIODORE DE SICILE et STRABON racontent que les amazones brûlaient les mamelles des jeunes filles, afin que leur développement intempestif ne gênât pas les exercices du corps ; au contraire, les jeunes filles d'*Assinie* passent leur temps à s'allonger le bout des mamelons, de sorte qu'ils atteignent un développement considérable : cet allongement s'obtient par un procédé assez singulier ; on fait piquer le mamelon par la larve du *myrmiles formicaria*, dont les mandibules, couvertes de salive irritante, agissent, pour ainsi dire, mécaniquement et chimiquement, par les tractions répétées et par un état d'irritation continuel.

**

Il est des négresses qui, croyant trouver un agrément dans une gorge longue et pendante, se serrent dès leur jeunesse les mamelles avec des cordes, et parviennent ainsi quelquefois à se les allonger jusqu'aux genoux [2].

Au rapport de voyageurs au cap de Bonne-Espérance, les femmes les ont si longues, qu'elles les jettent par-dessus l'épaule.

---

1. Ce procédé est consigné dans plusieurs traités de cosmétique. Mme de Pompadour, dit-on, en fit usage avec succès.

2. LADMIRAL, *De l'Afrique et du peuple africain*; in-8; Paris, 1789, 45.

A la côte d'Arguin, pour obtenir des seins très longs et qui puissent tomber sur les genoux de la jeune fille, on a soin de les allonger par des tractions et de les entourer d'un lien qui les ficelle dans ses tours de spire[1].

Ablation double des seins.

Dans l'ancienne Rome, les femmes ne craignaient rien tant que d'avoir une gorge volumineuse; aussi s'efforçaient-elles d'en prévenir le développement à l'aide d'un moule léger, qui s'opposait à l'accroissement du sein, comme le pied des Chinoises est comprimé par leurs chaussures étroites. Quand, malgré ces efforts, il acquérait trop d'ampleur, elles y appliquaient la chair d'un poisson appelé *ange*, auquel PLINE attribue une propriété dissolvante.

Dans quelques couvents, on employa, dans le même but, des cataplasmes, composés de terre sigillée, de chaux, de suc de persil et de blancs d'œufs.

Chez les Arabes, cette difformité fut assez fréquente, et non seulement les femmes, mais encore les hommes, en étaient atteints. Dans ces cas, ALBUCASIS et Paul D'EGINE conseillaient de pratiquer, sur la moitié inférieure de la mamelle, une incision semilunaire, de soulever la peau, d'enlever la graisse sura-

---

1. BORDIER, *Mutilations ethniques*, 12.

bondante, puis de réunir la plaie par quelques points de suture.

*
* *

Il paraît que, dans une église de Châteauroux, — l'église Saint-André, je crois, — se trouvent deux curieux vitraux, représentant : l'un, une sainte (sainte Agathe), portant sur un plat d'argent ses deux seins, dont on vient de faire l'ablation : et l'autre, un saint martyr, qui offre également au Seigneur, sur un plat d'argent, ce qu'on vient de lui enlever, c'est-à-dire ce que le cruel FULBERT avait retranché à ABÉLARD. Nous n'avons pas vu la chose, mais les gens de Châteauroux en parlent couramment et s'en amusent.

*
* *

Dans l'église de Vézelize (Meurthe-et-Moselle), un très beau vitrail représente saint Bernard aux genoux de la Vierge Marie, laquelle presse de ses doigts son sein découvert, et lance un jet de lait dans la bouche du saint, pour justifier cette phrase inscrite sur une banderole : *Monstra te esse matrem.*

Les Seins comme ex-voto.

En souvenir de cures merveilleuses opérées par saint Jacques DE COMPOSTELLE, une de nos gracieuses demi-mondaines, Dolorès TYÉDA, fit mouler son sein et, après l'avoir fait reproduire en argent, l'envoya à l'église espagnole.

**

Nous extrayons de l'*Histoire de Notre-Dame de Liesse* les faits suivants :

L'an 1620, madame de l'Orme, trésorière de France, vient offrir à la sainte Vierge une mamelle d'argent, en action de grâces de la guérison d'un mal qui lui était venu au sein.

Le 11 juin 1675, de la part de Marie de la Grange, alors reine de Pologne, une mamelle d'or est offerte à la sainte Vierge.

Cette coutume des *ex-voto* de santé remonte très haut.

Les Juifs avaient coutume de déposer, dans leurs temples, un bras, une main d'or ou d'argent, ou quelque autre partie du corps qui avait souffert; ou bien, ils faisaient peindre cette partie. Sur ces offrandes, qui étaient conservées, on mettait ordinairement une inscription, qui était le plus souvent courte, très simple, et qui contenait seulement, dans plusieurs cas, le nom de la divinité, celui de la personne guérie, ou de celle qui faisait l'*ex-voto* pour le malade, rarement le nom de la maladie.

Des inscriptions de ce genre existent encore en assez grand nombre, mais elles ne nous apprennent rien sur les moyens auxquels on attribuait la guérison.

**

Un passage du *Livre des Rois* semblerait prouver qu'au temps de SAMUEL, les Phéniciens, quand ils obtenaient la guérison d'une maladie, avaient la coutume de déposer dans leurs temples des *ex-voto* en or, représentant la partie du corps qui avait souffert, ainsi qu'on le fit plus tard en Grèce.

Anomalies mammaires.

Beaucoup de mères ignorent, à ce qu'il paraît, que les deux glandes mammaires ne se développent pas toujours d'un mouvement simultané. Il n'est pas rare, paraît-il, quand manque ce synchronisme, que, se méprenant sur la signification de la grosseur en voie de formation, elle prennent le chemin de la consultation médicale.

Ce qui, pour le dire en passant, est bien plus fréquent que le défaut de synchronisme dans le développement des deux seins, c'est leur inégalité de volume. Rarement sont-ils de même grosseur, et c'est toujours le gauche qui a l'avantage. Aussi n'est-ce jamais le droit que les nourrices montrent au médecin qui les visite[1].

La Polymastie.

La polymastie, écrit Louis BLANC, dans son ouvrage sur les *Anomalies chez l'homme et les mammifères*, semble avoir été peu connue des Anciens, quoiqu'ils représentassent d'ordinaire avec un grand nombre de seins certaines de leurs divinités, telles que l'Isis égyptienne, Astarté chez les Phéniciens, et Artémis à Rome. La polymastie était, pour eux, l'emblème de la fécondité.

Les mamelles ne sont pas exemptes des bizarreries de la nature; ordinairement, les femmes n'en ont

____

1. Victor MEUNIER, *Les Excentricités physiologiques*, 313.

que deux, mais on en a vu qui en avaient davantage.

BLASIUS, par exemple, en a remarqué trois chez une femme. WALOCHUS et BORRICHIUS ont fait la même observation. Thomas BARTHOLIN parle d'une personne qui en avait quatre.

Julia, femme d'Alexandre SÉVÈRE, fut surnommée *Mammea*, comme la Fortune : elle était *multimamme*.

PERCY et FOURNIER virent à Trèves une fort belle femme qui avait trois mamelles disposées en triangle.

En 1671, s'exhibait à Rome une femme pourvue de quatre mamelles, deux de chaque côté, fournissant abondamment du lait à chaque grossesse.

Les faits suivants sont plus extraordinaires encore : GARDNER vit au Cap une mulâtresse ayant six mamelles, qui donnaient du lait ; mère à quatorze ans, elle eut quatre enfants d'une grossesse, et cinq de l'autre.

PERCY a rapporté qu'une vivandière valaque, accouchée depuis vingt jours de deux enfants, qu'elle allaitait, fut trouvée parmi les prisonniers autrichiens que fit l'armée du Rhin en l'an VIII. Morte de froid, on reconnut qu'elle avait cinq mamelles, dont quatre très saillantes, remplies de lait et sur deux lignes ; la cinquième, placée au-dessous et au milieu de quatre autres, n'avait pas plus de volume que le sein d'une fille impubère.

*
* *

En 1886, NEUGEBAUER présentait à l'Académie impériale de Vienne la photographie d'une femme pourvue de dix mamelles ou mamelons distincts.

Nous rappelons enfin que l'infortunée Anne DE

BOLEYN était multimamme outre qu'elle avait six doigts à la main droite. Voici ce qu'on peut lire, à ce sujet, dans l'*Histoire d'Henri VIII*, par AUDIN (t. I, 335) :

« Elle était brune, dit SANDERS, et de belle taille ; elle avait le visage ovale, le teint blanc et tenait un peu des pâles couleurs, une dent mal rangée à la mâchoire supérieure, six doigts à la main droite, et une tumeur à la gorge. »

« Si Anne eût ressemblé à ce portrait, ajoute AUDIN, nous pensons que jamais l'Angleterre ne serait tombée dans le schisme. »

Le poète WYATT, cité en note par AUDIN, loue jusqu'au double ongle qu'Anne avait au petit doigt de la main gauche.

Il est à remarquer que toutes ces affirmations dérivent du texte de SANDERS, l'ennemi juré d'Anne DE BOLEYN.

****

En 1827, Adrien DE JUSSIEU publiait l'observation d'une jeune femme, née, *comme sa mère*, avec trois mamelles.

La polymastie est, en effet, quelquefois héréditaire.

Parmi les exemples les plus remarquables qui aient été donnés de cette hérédité, il convient de citer celui d'un Breton, signalé par BLANCHARD. Cet individu, porteur de deux mamelons surnuméraires sur le thorax, eut treize enfants, six filles normales et sept garçons constitués comme le père. L'un de ces derniers, s'étant marié, eut quatre enfants mâles, également multimammes, et plusieurs filles, qui n'offraient pas trace de cette anomalie.

**

*_*_*

Il a existé, au sujet des mamelles multiples, un préjugé, qui peut-être règne encore, et d'après lequel les femmes affectées de cette anomalie auraient fréquemment des grossesses multiples et seraient exposées à avoir à la fois autant d'enfants qu'elles possèdent de seins. Il est à peu près inutile d'ajouter qu'il n'y a rien de fondé dans cette croyance[1].

Malgré la prétendue règle de SCALIGER, que les mères n'ont jamais plus de mamelles qu'elles ne doivent avoir de petits, on peut voir des femmes, qui n'ont que deux mamelles, accoucher de trois, de quatre, et même de cinq enfants[2].

La polymastie chez l'homme.

FRANÇOIS et BLANDIN ont cité un lieutenant d'artillerie et un chirurgien militaire, qui avaient quatre mamelles; le Dr HANDYSIDE a fait connaître deux faits du même genre.

La révision de la classe de 1883 a présenté, dans le canton de Saint-Germain-en-Laye (Seine-et-Oise), un fait fort curieux. Un jeune conscrit avait six mamelles, formant trois paires très régulières. Les deux plus fortes, formant la première paire, occupaient la position normale. Les deux autres paires se développaient au-dessous. La dernière était un peu au-dessus du nombril. Les mamelles de chaque paire

1. L. BLANC, *Les Anomalies chez l'homme et les mammifères*, 180.
2. Pr. LUCAS, *L'Hérédité naturelle*, t. I, 318.

se trouvaient bien dans la même horizontale, mais les mamelles de la paire inférieure étaient un peu plus rapprochées que celles de la paire supérieure. En d'autres termes, les deux lignes formées par la superposition des mamelles étaient légèrement convergentes. Le développement des mamelles allait aussi un peu en diminuant de la première à la troisième.

Le jeune conscrit était, du reste, grand, fort, et bien constitué; aussi a-t-il, malgré l'anomalie qu'il présentait, été déclaré bon pour le service.

C'est, évidemment, là, un fait d'atavisme, une rétrocession vers le passé. Cette série de mamelles rappelle celle des autres mammifères, preuve nouvelle du transformisme.

La communication, par M. de MORTILLET, du fait qui précède, à la *Société d'Anthropologie*, provoqua, au sein de cette Société, une discussion qui ne manqua pas d'intérêt.

M. HERVÉ demanda si l'on avait des renseignements sur la famille de ce jeune homme, les anomalies de cet ordre étant fort souvent héréditaires, M. de MORTILLET répondit que le père et la mère ne présentaient, chacun, rien d'anormal dans leur constitution anatomique, et que ce fait était absolument individuel.

M. SANSON dit que la multiplication des mamelles n'était pas rare chez les animaux : on verrait assez souvent des brebis portant quatre et six mamelles; et quelquefois, on aurait compté, chez de jeunes génisses, jusqu'à huit mamelons. DAUBENTON avait signalé ce fait, et M. SANSON avait pu l'observer plusieurs fois dans le troupeau de Grignon.

M. de MORTILLET conclut que ces organes surnu-

méraires, sur un homme vivant et reconnu bon pour
le service militaire, n'avaient rien que d'incomplet
et de rudimentaire, et qu'ils n'auraient pu remplir la
moindre des fonctions spéciales à la mamelle. Pourtant, les six mamelles étaient érectiles, et se gonflaient par l'attouchement, tout comme des mamelons
normaux.

La polymastie chez les Japonais.

Nous empruntons à une intéressante étude[1], publiée
par le Dr TEIZO-IWAI, médecin en chef de l'hôpital de
la Croix-Rouge japonaise, les renseignements qui
suivent.

Le nombre de personnes examinées par TEIZO-IWAI,
dans ses recherches sur la polymastie, a été de
11.789. Sur ce nombre, 443 étaient porteurs de
mamelles surnuméraires, comme nous disons en
France, étaient *polymastes* : soit 3.75 0/0.

Sur les 11.789, 6.803 appartenaient au sexe mâle,
avec 139 polymastes : soit une proportion de 2.04 0/0 ;
et 4.986 appartenant au sexe féminin, avec 304 polymastes : soit une proportion de 6.09 0/0.

D'après une autre statistique, portant sur 32.922 sujets, il résulte aussi que la polymastie est trois fois
plus fréquente dans le sexe féminin que dans le masculin.

IWAI, sur les 511 sujets japonais polymastes qu'il
a observés, a noté 32 fois un nombre de glandes surnuméraires excédant trois.

L'hérédité joue un rôle important dans la transmission de cette malformation.

1. A stastical study on the polymastia of the Japanese (*The Lancet*, 14 septembre 1907).

Pendant la grossesse, ces glandes surnuméraires se gonflent et, après l'accouchement, quelques-unes sécrètent du lait.

L'auteur a eu l'occasion de faire un examen microscopique d'une de ces glandes en lactation et y a retrouvé les acini avec les cellules sécrétantes, comme dans la glande mammaire normale.

Un caractère distinctif essentiel de la polymastie chez les Japonais, c'est qu'elle siège généralement *au-dessus* des mamelles normales, sur le bord antérieur du creux de l'aisselle, la face interne du bras, etc. C'est l'inverse dans les races occidentales, où la polymastie est plutôt sous-mammaire.

Comme en Occident, cette malformation, au Japon, est plus fréquente à gauche qu'à droite, et plus chez les femmes que chez les hommes.

On n'a jamais rencontré sur le même sujet plus de six glandes surnuméraires.

L'abcès du sein chez l'homme, en Chine.

L'abcès du sein chez l'homme, dans nos contrées, est une rareté pathologique : il ne s'observe guère qu'à la suite d'une mammite congestive de l'adolescence, poussée jusqu'à la suppuration.

Une pratique quotidienne, pendant quatre années, à l'hôpital français du Nan-tang, à Pékin, a montré au Dr J.-J. MATIGNON, qu'il n'en était pas de même dans le nord de la Chine, et qu'on peut l'observer plus souvent chez le Céleste que chez nous.

Mais son étiologie est tout à fait différente. Le Dr MATIGNON a, en tout, observé cinq cas de phlegmon du sein chez l'homme : quatre cas à l'hôpital, et un autre en Mongolie, chez un Chinois habitant un petit village, où notre confrère se trouvait, au mois de septembre 1897, pour y étudier la peste.

Les porteurs de ces abcès étaient, tous, des sujets de 30 à 40 ans, ayant, par conséquent, passé l'âge de la mammite congestive. Dans les cinq observations, la gale a paru être la cause occasionnelle de l'abcès.

La pathogénie en est des plus simples. Les acares, enfoncés dans l'aréole ou à son pourtour, provoquent des démangeaisons plus ou moins violentes. Des excoriations de la peau sont la conséquence du grattage forcé. Celles-ci, chez nous, guériraient en vingt-quatre heures, sans complications inflammatoires. Mais, après le Mongol, le Chinois du Nord-est, dans le peuple, est l'être le plus sale qui se puisse rencontrer. Ses mains ne sont que très rarement lavées à l'eau sans savon, les ongles sont longs et toujours en deuil, les bains du corps sont inconnus, et les habits sont, *intus et extra*, recouverts d'une épaisse couche de crasse.

L'infection de la peau, excoriée par les germes vulgaires de la suppuration, est des plus faciles ; l'acare n'est qu'un agent indirect de l'infection.

Cet abcès est relativement fréquent. Dans sa statistique générale des malades de l'hôpital, Matignon n'a trouvé, pour quatre ans, que quarante et un cas de gale et quatre d'abcès, soit à peu près 10 0/0.

Tous les malades qui ont eu des abcès du sein avaient une gale généralisée et très intense.

Pareilles constatations ont été faites par le Dr Velde, médecin de la légation d'Allemagne.

La symptomatologie en est fort simple, et deux points seulement méritent de retenir l'attention : la douleur très vive que provoquent ces abcès, et la minime quantité de pus qu'ils renferment : 10 à 15 grammes, en moyenne. Une seule fois, l'abcès contenait environ 30 à 35 grammes.

L'évolution se fait sans phénomènes généraux ; ou la fièvre, si elle existe, est tellement minime, qu'elle n'attire pas l'attention du patient. Une seule fois, on a trouvé un léger engorgement ganglionnaire, avec douleur dans l'aisselle.

Après incision, la guérison est obtenue en quarante-huit heures, en moyenne.

L'Amastie.

L'*amastie*, absence totale ou partielle des deux seins, est une anomalie rarissime[1], à laquelle M. BAUMGARTNER a consacré une attachante étude.

L'amastie est dite complète, quand le sein manque en entier, et incomplète, quand seul persiste le mamelon avec ou sans aréole, alors que les glandes et les canaux galactophores font défaut.

Elle est tantôt unilatérale (auquel cas, l'anomalie affecte aussi souvent le côté droit que le côté gauche) ; tantôt bilatérale.

Ajoutons que cette anomalie est rarement isolée : d'ordinaire, comme le signale M. BAUMGARTNER, elle s'accompagne de malformations thoraciques du même

---

1. Launois, avec le concours de son élève Hubert, n'a pu en colliger que 26 observations dans la littérature médicale.

côté, ou coïncide avec d'autres anomalies des organes génitaux[1].

***

A la *Société de médecine berlinoise*, M. TENDLAU présenta naguère un homme de quarante-sept ans, chez lequel il avait constaté une absence complète des glandes sudoripares et des mamelons.

La peau était lisse, sèche et parsemée de poils rares ; elle n'avait jamais été le siège de transpiration. Les mamelons faisaient totalement défaut ; les organes génitaux étaient bien développés ; cependant, la voix était rauque et criarde.

L'administration de bains chauds et des injections de pilocarpine n'ont jamais provoqué la moindre sudation.

Sous l'influence des rayons solaires, la température de ce sujet s'éleva d'un degré environ, en même temps que l'on constatait une augmentation des mouvements respiratoires et des battements du pouls. M. SENATOR fit remarquer qu'ici, la suppression des fonctions cutanées n'avait pas eu d'action nuisible, contrairement à ce que l'on aurait pu croire.

---

1. Cette anomalie s'accompagne le plus souvent de malformations de voisinage (atrophie du système pilo-glandulaire de l'aisselle, atrophie des muscles de la paroi thoracique, dystrophie ou atrophie des côtes, éviscération latérale) ; ou encore, de malformations éloignées (des ovaires, des trompes, de l'utérus, *utérus duplex*). Quand cette dernière association de troubles dystrophiques est réalisée, la tératologie vient confirmer l'étroitesse des relations qui, dès les phases embryonnaire et fœtale, existent entre les parties fondamentales de l'appareil génital (utérus, trompes, ovaires) et ses parties annexes (glandes mammaires) (LAUNOIS et HUBERT).

L'absence des mamelons prouve qu'il existe une relation entre le développement des glandes mammaires et celui des glandes de la peau.

L'absence de mamelle droite, chez les Scythes.

Voici ce que le Dr L. PRON a relevé dans HIPPOCRATE, ou plutôt dans son traducteur, LITTRÉ :

En Europe, il est un peuple scythe, qui habite aux environs des Palus Méotides ; il diffère de tous les autres peuples : ce sont les Sauromatres. Leurs femmes montent à cheval et, toutes montées, tirent de l'arc et lancent le javelot.

Elles font la guerre, tant qu'elles sont vierges ; elles ne se marient point, qu'elles n'aient tué trois ennemis ; et elles n'habitent pas avec leurs maris avant d'avoir fait les sacrifices prescrits par la loi. Dès qu'une jeune fille s'est unie à un homme, elle cesse d'aller à cheval, tant qu'une nécessité ne force pas la nation entière à prendre les armes. *Les femmes n'ont pas la mamelle droite : dès leur première enfance, cette partie est détruite par les mères,* qui, chauffant fortement un instrument de cuivre fait pour cet usage, l'appliquent sur la mamelle droite ; ainsi brûlée, la mamelle perd son accroissement ; toute la force et toute la nutrition se portent à l'épaule et au bras du même côté.

Contrairement aux peuples modernes, les Scythes ne sacrifiaient rien à l'esthétique ; ou plutôt, ils sacrifiaient tout à la force physique, même chez la femme.

Femme ou virago? Les femmes, du reste, ressemblaient aux hommes, si l'on en croit la tradition.

Anomalies de situation de la mamelle.

Il est question de mamelles sur le dos, dans les *Ephémérides des curieux de la nature*, mais on est convenu de suspecter l'authenticité de ce fait.

Un cas de glandes mammaires à la cuisse a été signalé par Steinborn, de Thorn. Le sujet était père de 12 enfants, dont 6 vivants : aucun d'eux ne présentait d'anomalie.

Six ans auparavant, le malade remarqua une petite tumeur à la face interne de la cuisse droite, tumeur qui avait l'air d'une verrue et ne lui causait ni douleur ni aucun malaise. La tumeur croissait sans cesse et, à l'automne de l'année 1898, elle avait atteint le volume d'un œuf de poule : le malade consulta le Dr Mösig, qui, jugeant d'après l'aspect et la consistance, diagnostiqua une polymastie.

L'auteur vit le malade au mois d'août 1899, et il constata que la tumeur, du volume d'un œuf d'oie, avait à sa pointe une aréole pigmentée. Il n'y avait pas de poils marginaux; dans cette aréole saillait une formation semblable à une mamelle.

La couleur ne se distinguait en rien de celle de la peau ordinaire. Le bout était long d'un centimètre et avait un diamètre basal de presque un centimètre. Il était d'une couleur brunâtre et présentait l'aspect d'un téton ordinaire; il était érectile et il avait à la pointe quelques petits orifices.

La tumeur elle-même, d'une forme oblongue, arrondie, était facilement déplaçable sur sa base musculeuse. La peau dont elle était couverte n'était pas changée et facile à détacher un peu en formant un pli. La consistance était ferme, mais élastique, c'est-à-dire qu'on croyait palper le tissu de la glande mammaire d'une vierge.

En outre, on sentait à travers les tissus les lobes glandulaires assez distinctement. On n'a jamais observé la moindre sécrétion[1].

Mamelons en miniature.

S. REMY a étudié ces petits mamelons en miniature, qui se présentent sous la forme de petits tubercules très pigmentés, entourés parfois d'une petite aréole, formant une saillie sur la peau, et situés sur la ligne verticale passant par les mamelles pectorales. Ils constituent, à son sens, une ébauche de mamelons vrais.

Les plus élevés s'observent dans le creux de l'aisselle, à cet endroit où on a décrit les glandes mammaires supplémentaires. On peut en voir également près du pli de l'aîne; le plus fréquemment, on les rencontre à la partie inférieure du thorax, au-dessous des seins, et assez souvent recouverts par les mamelles tombantes. C'est justement leur emplacement, sur une même ligne verticale que les mamelles thoraciques, qui leur donne leur signification, en anatomie comparée.

***

On aurait tort de les considérer comme de simples tumeurs du derme : molluscum, verrues, *nœvi* pigmentés. Quand on les saisit avec les doigts, on

1. *Münchener mediziniche Wochenschrift*, 22 mai 1900.

s'aperçoit qu'ils sont formés par un petit bourrelet de la peau, une éminence mamelonnée.

Les plus importants sont ceux qui siègent au-dessous des seins, à la base du thorax. Leur coloration est semblable à celle du mamelon vrai, et, selon toute probabilité, ils se pigmentent dans le cours de la gestation.

Ils peuvent être imperforés ; le plus souvent, leur sommet présente une petite dépression ombiliquée, indice de l'ébauche d'un canal. Sur trois de ces petits mamelons rudimentaires, observés par l'auteur, on voyait cette dépression, qui leur donnait une forme ombiliquée.

Dans plusieurs circonstances, on a trouvé un canal qui communiquait avec la glande, d'où on faisait sortir, par la pression, un liquide blanc ressemblant au lait. Il s'agissait toujours de mamelons situés à la base du thorax.

*
* *

Quelle signification faut-il donner à ces petits organes ?

Il paraît légitime de les considérer comme de véritables mamelons rudimentaires, rappelant le type des mamelles multiples de mammifères inférieurs : organes atrophiés, sans utilité dans l'espèce, mais rappelant, comme cela s'observe si souvent en anatomie comparée, des organes adaptés à une fonction dans d'autres espèces[1].

1. *Revue médicale de l'Est*, 15 mai 1897.

Usages thérapeutiques du lait d'animaux.

Poppée, femme de Néron, avait toujours à sa suite quatre ou cinq cents ânesses, pour se baigner dans leur lait.

Gui Patin nous apprend que plusieurs personnes de sa connaissance, qui, régulièrement tous les ans, avaient pris du lait d'ânesse pendant six semaines ou deux mois, avaient vécu plus de 80 ans. C'est acheter une longue vie à bon marché.

On disait jadis le lait d'ânesse excellent pour la santé, pourvu qu'il fût tiré d'une ânesse jeune, saine et bien nourrie.

Galien le faisait prendre avec du miel, pour la phtisie. Pline prétend que le bain de ce lait peut servir à rendre la peau plus blanche.

** * **

M. de Graveroles, avocat de Nîmes, dans une lettre à l'Evêque de Comenge, pour servir de Mémoire à la Vie de M. Cotelier, observe que ce savant homme, ayant eu dans son enfance une chèvre pour nourrice, fut toujours depuis fort mélancolique et fort valétudinaire, presque jamais sans fièvre : d'autant que, selon Pline et Varron,

Capricæ numquam sine febere sunt.

Cette opinion de Graveroles est discutable, car les enfants nourris de lait de chèvre sont d'ordinaire fort sains, joyeux, et aiment, comme leurs nourrices, à sauter et à danser.

« Nous avons ouï dire, lisons-nous dans un auteur ancien, qu'un enfant, étant repris par son père de quelques légèretés, qui lui étaient échappées au collège, lui dit, pour toute excuse, en avouant sa faute : « Souvenez-vous, s'il vous plaît, que j'ai été nourri de lait de chèvre ».

Anomalies de la sécrétion mammaire.

Une de ces anomalies, récemment observée par le Dr Raoul LEROY, médecin de l'asile de Ville-Evrard, concerne une jeune maniaque de 23 ans, qui a du lait dans les deux seins depuis l'âge de 10 ans, époque de la puberté, et cela en dehors de toute grossesse. Cette sécrétion lactée est permanente et ne varie guère de quantité ; lorsqu'on presse sur le sein à n'importe quel moment, un jet s'élance à un mètre de distance, comme chez une nourrice.

Le lait est très blanc, crémeux et coagulable, tout à fait comparable à celui sécrété dans les conditions normales.

Rappelons, à ce propos, d'après la thèse de JOLY, que BAUDELOCQUE a signalé le fait d'une fillette de 8 ans, qui allaita pendant un mois son petit frère, que sa mère ne pouvait nourrir.

AUDIBERT parle d'une femme qui put encore nourrir à l'âge de 62 ans. COLIN a vu une brebis de six mois, qui n'avait pas encore été couverte, donner une quantité fort notable de lait.

On a vu, en outre, différentes femelles d'animaux qui, n'ayant pas été fécondées, ont pu fournir du lait véritable à l'époque où le part aurait dû s'effectuer. Enfin, de Humboldt et Auzias-Turenne disent avoir rencontré des hommes lactifères[1].

✲✲

Le *Journal de Paris* (année 1784, n° 100) fait mention d'une fillette, qui, nubile à cinq ans et demi, en avait huit lorsque sa mère mit au monde un garçon qu'elle allaita. Un abcès, survenu au sein, l'ayant empêchée de continuer l'allaitement, Anne Liberge (c'était le nom de la jeune fille), chercha, par un mouvement naturel, à apaiser la faim et les cris du petit infortuné, son frère, à qui elle présenta son sein. « La nature, répondant par une sorte de prodige à ce dévouement de l'amour maternel, féconda les mamelles de la jeune fille, qui remplit pendant un mois, à l'égard de son frère qu'elle allaita, les tendres fonctions de la maternité[2]. »

Belloc a rapporté, de son côté, le fait suivant : une jeune servante donnait, dans le but d'apaiser ses cris, le sein à un enfant que l'on sevrait ; elle eut bientôt assez de lait pour pouvoir terminer la nourriture.

Des cas semblables ont été recueillis par Murat, Fournier, Montègre, mais aucun ne signale une lactation aussi prolongée que la femme dont l'observation est rapportée par Kennedy, et qui aurait eu une sécrétion lactée tellement abondante, qu'elle put être nourrice depuis l'âge de 25 ans jusqu'à 7̃, sans être redevenue enceinte[3].

---

1. *Courrier médical*, 23 janvier 1910. Nous parlons plus loin des *Hommes-nourrices*.
2. *L'Improvisateur français*, t. I, 222.
3. P. Brouardel, *Le Mariage*, 215-216. Le rédacteur de la *Gazette*

L'allaitement, acte indécent!

MAÏER, de Munich, rapporte que les catholiques de la Souabe, considérant l'allaitement comme un acte indécent, s'en abstiennent[1].

Hommes-Nourrices.

Le sein peut atteindre, chez l'homme, le volume d'un sein de femme, soit par suite du développement de tissu conjonctif, de graisse, d'une tumeur; soit par suite du développement d'une véritable glande mammaire, laquelle sécrète parfois du lait en assez grande abondance.

Les faits d'hommes ayant, pour une raison ou une autre, pu allaiter leur enfant, remplaçant ainsi la mère, ne sont pas d'une excessive rareté. En voici trois cas-types, que nous extrayons d'un très curieux article de M. SANTINI DE RIOLS.

ARISTOTE (*Histoire des animaux*, liv. III, ch. XVI, § 6), nous dit :

« Ordinairement, dans toutes les espèces, aussi bien que dans l'homme, les mâles n'ont pas de lait; il y a, pourtant, quelques exceptions. A Lemnos, un bouc donnait, par ses

de santé (1ᵉʳ août 1812) parle d'une femme âgée de soixante-cinq ans, qui allaita son petit-fils depuis vingt-trois mois, parce que, lors de la naissance de cet enfant, sa mère n'avait point de lait, et qu'elle manquait de moyens pour le mettre en nourrice. Il cite, à l'occasion de cet exemple, des faits nombreux, attestés par plusieurs auteurs, les plus graves et les plus dignes de foi (*Traité de médecine légale*, par F.-E. FODÉRÉ, Docteur en médecine, t. I, 441, note).

1. Citée par WITKOWSKI, *Les Seins à l'Eglise*, 24.

deux mamelles, une quantité de lait assez grande pour qu'on fît des fromages; et ce bouc ayant couvert une femelle, le même phénomène se produisit dans le petit qu'il en avait eu. »

BARTHÉLEMY-SAINT-HILAIRE, le savant traducteur d'ARISTOTE, dit, à propos de ce passage :

« Même dans l'espèce humaine, il y a des exceptions. Les dictionnaires de médecine citent quelques-uns de ces cas tout exceptionnels et des allaitements d'enfants faits par des hommes. A propos du bouc, le fait que rapporte ici ARISTOTE, sans doute d'après la tradition, paraît exact, selon quelques observations modernes. »

Nous lisons également dans BUFFON (*Traité sur l'homme*, chapitre *De l'âge viril*) :

« Les mamelles des hommes peuvent fournir du lait comme celles des femmes; on a eu plusieurs exemples de ce fait, et c'est surtout à l'âge de puberté que cela arrive. J'ai vu un jeune homme de quinze ans faire sortir d'une de ses mamelles plus d'une cuillerée d'une liqueur laiteuse, ou plutôt de véritable lait. »

Dans le Dictionnaire de médecine connu sous le nom de *Dictionnaire en 60 volumes*, à l'article *Puberté*, l'auteur dit :

« Quelquefois les glandes mammaires se gonflent, deviennent douloureuses. On a vu de jeunes garçons rendre par les mamelons une humeur séreuse blanchâtre, qui présentait les caractères physiques du lait. »

Dans son *Traité pratique de gynécologie*, p. 955, le Dr de SINÉTY dit également :

« Pour l'homme, comme pour d'autres espèces animales, la production lactée s'observe quelquefois sur des individus mâles. L'analyse du liquide, dans les cas de ce genre, a montré qu'il était semblable au lait normal. »

Passons maintenant à quelques exemples, à des observations plus spéciales. Voici, au sujet des pères nourriciers, des *hommes-nourrices*, ce que nous lisons dans les *Transactions philosophiques de la Société royale de Londres* (traduction du Dr DEMOURS, année 1741, pp. 272-73) :

« Le 19 août 1733, l'évêque de Cork (Angleterre) écrivait au comte d'Egmont : « Je vais vous parler d'un homme que j'ay trouvé à Inishanan, à environ dix milles d'ici. C'est un individu d'environ septante ans, François de naissance, qui a esté obligé de quitter sa patrie à cause de la religion.

Il étoit jardinier et j'ay appris qu'il avoit eu de l'industrie jusqu'à ce que l'âge lui eust osté les forces. Il me demanda l'aumosne, et je lui donnai un petit écu; je rapporte cette particularité pour qu'on ne croie pas qu'il m'ait dit ce que je vais rapporter pour de l'argent.

Etant rentré chez moi, j'entendis quelque bruit à la porte; cet homme, transporté de reconnoissance, étoit revenu pour me faire voir une curiosité : c'était son sein, avec lequel il m'asseura avoir allaité autrefois un de ses enfants. Sa femme, me dit-il, étoit morte deux mois après ses couches. Une nuit que cet enfant, qui avoit couché auprès de lui, crioit plus que de coutume, il lui donna le sein, espérant l'apaiser par ce moïen : mais il trouva qu'avec le tems l'enfant tiroit du lait, et m'assura que, dans la suite, il en eût assez pour le nourrir. Je regardai ses mamelles, que je trouvai fort grosses pour celles d'un homme; mais le mamelon estoit aussi gros, ou même plus qu'aucun de ceux que j'aye veus chez les femmes. Quelques dames ayant passé dans ce moment, je le renvoyai bien vite, et je ne l'ay pas reveu depuis. J'avois déjà ouï parler de quelque chose de semblable, ou bien je l'avois lu dans quelque auteur. »

Le Dr Juan CASTELAR a écrit, au sujet d'un laboureur, une relation, lue dans la session du 7 octobre

1798 de la Faculté de médecine de Madrid ; en voici le passage principal ; il s'agit de ce même homme et de son fils, nourri par lui :

« Le Dr CASTELAR examina soigneusement le père et le fils: le premier était un homme de cinquante ans, parfaitement conformé, sans aucune anomalie corporelle, et robuste. Il avait trente-six ans, lorsque sa femme mit au monde deux jumeaux, un garçon et une fille. La femme avait peu de lait, le pauvre ménage vivait dans la gêne, les enfants protestaient par des cris contre la diète relative dont ils souffraient, par suite de ces mauvaises conditions organiques et sociales. Le pauvre LOZANO (le père), ennuyé de ces pleurs, ne trouvant pas d'autre ressource à la portée de son intelligence et de ses moyens que de tromper les enfants en les amusant, les appliqua alternativement à ses seins, quoiqu'il sût bien, du reste, qu'ils étaient vides. Il y mettait donc tantôt l'un, tantôt l'autre, la mère ne cessant pas pourtant de les alimenter avec ce que pouvaient encore sécréter ses mamelles épuisées.

A la suite de ce simulacre de lactation, il arriva que les mamelles de LOZANO commencèrent à sécréter du lait, dont il tira parti en allaitant, pendant cinq mois, son petit garçon, qui, sous l'influence de cette alimentation réparatrice, se développa et devint vigoureux. »

Alexandre de HUMBOLDT vit ce paysan, et voici comment il en parle, dans son *Voyage aux régions équinoxiales du Nouveau Continent*, fait en 1799-1804 (Paris, 1817, in-8, p. 57) :

« C'est dans ce même village (Arenas, habité par les Indiens, qui sont de la même race que ceux de San-Fernando), que vit un laboureur, Francisco LOZANO, qui offre un phénomène de physiologie bien propre à frapper l'imagination, quoiqu'il soit très conforme aux lois connues de la nature organique. Cet homme a nourri un fils de son propre lait. La mère étant tombée malade, le père, pour tranquilliser l'enfant, le prit dans son lit et le pressa contre son sein. LOZANO, âgé de trente-deux ans, n'avait point remarqué jusqu'à ce jour qu'il eût du lait ; mais l'irritation de la mamelle, sucée par l'enfant, causa l'accumulation de ce liquide ; le lait était épais et fortement sucré. Le père, étonné de voir grossir son sein, donna à téter à l'enfant pendant cinq mois, deux ou trois fois par jour ; il attirait sur lui l'attention de ses voisins, mais il n'imagina pas, comme il eût pu le faire en Europe, de mettre à profit la curiosité qu'il excitait.

Nous avons vu le procès-verbal dressé sur les lieux pour constater ce fait remarquable. Les témoins oculaires vivent encore ; ils nous ont assuré que, pendant l'allaitement, le fils ne reçut aucune nourriture que le lait du père. Lozano, qui ne se trouvait pas à Arenas lors de notre voyage, est venu nous visiter à Cumana ; il était accompagné de son fils, qui avait treize ou quatorze ans. M. Bonpland a examiné le sein du père, et l'a trouvé ridé comme chez les femmes qui ont nourri. Il observa que le sein gauche était surtout très dilaté, ce que Lozano nous expliqua par la circonstance que les deux mamelles n'ont jamais fourni le lait avec la même abondance. Don Vicente Emparan, le gouverneur de la province, a envoyé à Cadix une relation circonstanciée de ce phénomène. »

A. Hervé et F. de Lanoye rapportent, de leur côté, le fait suivant :

« ...Un jeune Chippewan, s'étant séparé de sa tribu pour chasser le castor, n'avait avec lui que sa femme, alors dans sa première grossesse. Elle mourut au désert, en donnant le jour à un fils. Le mari, inconsolable, jura de rester veuf, mais à sa douleur se joignirent bientôt les inquiétudes qu'il conçut pour son enfant. Ne voulant rien négliger pour lui conserver la vie, il se chargea de toutes les fonctions attribuées aux mères, si dégradantes qu'elles fussent aux yeux d'un guerrier indien. Après avoir enveloppé l'enfant dans une peau garnie de mousse choisie, il le porta suspendu à ses épaules, à la manière des femmes ; il le nourrit de bouillon préparé par ses mains, et enfin dans un moment de crise, ne sachant plus comment apaiser les vagissements de la pauvre petite créature, il lui présenta le sein, comme l'eût fait sa mère. La puissance de l'amour paternel produisit alors en cet Indien un phénomène dont l'histoire naturelle de l'homme fournit quelques exemples : le lait coula de son sein, et il réussit à sauver et à élever son enfant.

Il tint fidèlement son serment de veuvage, et ne se sépara jamais de son fils. Il en fit un excellent chasseur, lui choisit lui-même une compagne, et, devenu vieux, il n'avait pas de plus grande jouissance que de prendre soin de ses petits-enfants. Lorsque sa bru lui représentait, avec les préjugés de sa race, que ce n'était pas une occupation digne d'un chasseur et d'un guerrier, il répondait toujours : « En échange du salut de mon fils nouveau-né et privé de sa mère, j'ai promis au Grand-Esprit, maître de la vie, le sacrifice de mon orgueil d'homme et de ma fierté d'Indien. »

Les agents de la Compagnie des Fourrures ont souvent vu OGEMAWAH-CHACK — c'est le nom de ce digne homme, — et l'on trouve son portrait dans la relation de voyage du peintre canadien Paul KANE, dont il fut le compagnon de pêche et de promenade sur le lac Winnipeg, dans l'été de 1848. On le croyait alors âgé de plus de cent-dix ans. Ce fait est attesté par le Dr RICHARDSON, le compagnon du capitaine FRANKLIN, dans ses voyages au pôle nord.

Dans la *Gazette médicale de Paris*, t. IV, p. 689 (1836), le Dr BÉDOR, chirurgien en chef de l'Hôtel-Dieu de Troyes, s'exprime ainsi :

« .....Souvent appelé, pendant une vingtaine d'années, aux séances des conseils de révision dans le département de l'Aube, j'y ai rencontré trois fois cette anomalie de la structure humaine fortement prononcée. Ces trois jeunes gens, quoique ce fût sous l'Empire, furent reconnus et déclarés impropres au service militaire, attendu que tout habit de drap tenu fermé sur la poitrine leur était trop pénible à supporter, les oppressait, etc.

Le développement anormal du tissu glandulaire, dit à son tour Nélaton (*Eléments de pathologie chirurgicale*, p. 102), a été quelquefois constaté d'une manière irrécusable. Sur un jeune homme de vingt-trois ans, qui est venu réclamer mes soins à l'hôpital des Cliniques, pour une douleur occupant la région du sein gauche, nous avons, en examinant cette région, été frappé du volume beaucoup plus considérable que présentait le sein, relativement à celui du côté opposé. Le palper y fit reconnaître l'existence d'une véritable glande mammaire; et le liquide séreux blanchâtre, ayant l'aspect et tous les caractères physiques du lait, qui s'échappait des mamelons lorsqu'on pressait avec une certaine force sur le sein, ne laissait pas de doute à cet égard. »

Schacher cite, d'après le témoignage de Jean-Benoît Erandellius, « un sale petit mendiant, âgé d'environ neuf ans, qui, lorsqu'il se comprimait les seins, en faisait vivement jaillir une humeur lactée qui, recueillie dans un vase d'étain, représentait la valeur de vingt gouttes et plus ; ses mamelles étaient un peu plus petites que celles des autres enfants. »

Dans sa thèse d'agrégation, Horteloup (1872) mentionne ce cas :

« Il s'agit d'un homme de peine de soixante-dix-neuf ans, bien constitué, entré à l'hôpital le 15 avril 1855, pour fracture de côte à la suite d'une chute, et sur lequel on découvre inopinément que le sein gauche a le volume de celui de la femme.

Cette tumeur n'est pas douloureuse; elle existe depuis neuf ans, au dire du malade. On sent de la fluctuation, et une exploration faite avec le trocart, aidé du bistouri, donne issue à deux verres de liquide blanchâtre, épais, crémeux, ayant les caractères physiques, chimiques et microscopiques, du lait. L'examen en ayant été fait à l'hôpital et à la Faculté par les hommes les plus compétents, il n'est resté aucun doute dans l'esprit de personne sur la nature du liquide. »

Et le pseudo-malade avait soixante-dix-neuf ans !...

Plus près de nous, le docteur RENAULDIN (1897), parle d'un « charretier militaire, âgé de vingt-quatre ans, qui entra à l'hôpital du Val-de-Grâce, pour y être traité d'un abcès dont il guérit promptement. Les mamelles étaient absolument semblables à celles de l'autre sexe, d'une forme hémisphérique et d'une consistance assez molle, et l'on sentait distinctement le corps glanduleux dont ces organes· sont composés. La poitrine était étroite, les épaules saillantes, la voix féminine, le visage enfantin et imberbe. »

Le Dr REBOUL, de Nîmes, a observé, lui aussi, un jeune homme d'une constitution robuste, qui, vers l'âge de quatorze ou quinze ans, vit insensiblement grossir ses deux seins, surtout le sein droit. Quelque temps après, ce jeune homme remarqua, que, de ce sein, s'écoulait un liquide analogue à du lait. Cette sécrétion devint même si abondante que, pour la dissimuler, il se vit dans l'obligation de couvrir ce sein de coton hydrophile, afin d'absorber le liquide qui, lentement et sans cesse, s'en écoulait.

Le Dr E. MAZEL (*Echo médical des Cévennes*, 1901) a connu également, dans son enfance, un homme qui, par la pression, faisait jaillir, de l'un de ses seins, un liquide ayant toutes les apparences du lait.

Enfin, le Dr DADAY, de Privas, a soigné, en 1904, un homme de quarante-quatre ans, qui éprouva, sans cause appréciable, une poussée fluxionnaire du sein droit, qui aboutit à une sécrétion lactée. L'examen chimique du liquide sécrété n'a pas été fait, mais il avait toutes les apparences d'un bon lait, au point de vue de la couleur et de la saveur.

La sécrétion était très abondante, mais nullement douloureuse. La mamelle droite était d'un volume double de l'autre et, malgré tous les médicaments employés en pareil cas, la glande resta très volumineuse et continua à sécréter pendant plus d'un mois.

FIN DU TOME IV, ET DERNIER,
DES *Curiosités de la Médecine.*

P. S. — Nous serions tout particulièrement obligé à ceux de nos confrères et lecteurs qui voudraient bien nous signaler les erreurs qui ont pu se glisser dans ce recueil de curiosités; nos remerciements et notre gratitude leur sont d'avance acquis.

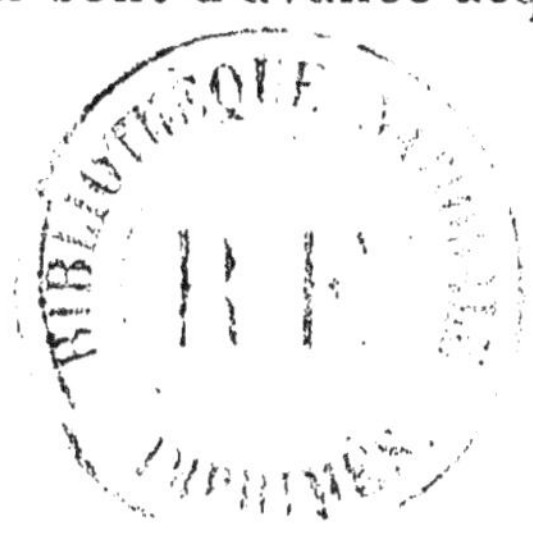

TABLE DES MATIÈRES

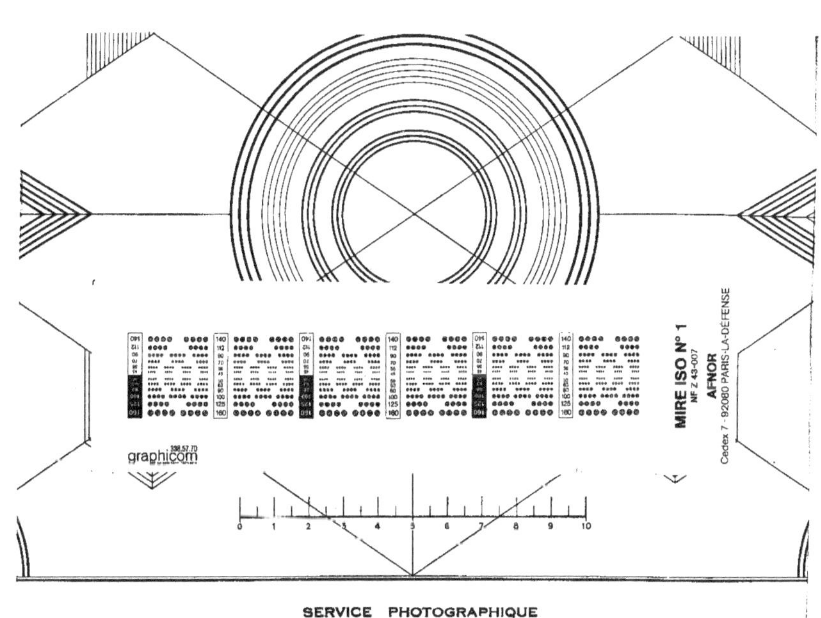

SERVICE   PHOTOGRAPHIQUE